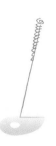

国医大师
贺普仁
针灸心法丛书

针 灸 治 痛

编 著　贺普仁

协 编　谢新才　王桂玲　王麟鹏　王德凤

人民卫生出版社

图书在版编目(CIP)数据

针灸治痛/贺普仁编著. —北京:人民卫生出版社,2013
(国医大师贺普仁针灸心法丛书)
ISBN 978-7-117-18218-8

Ⅰ.①针… Ⅱ.①贺… Ⅲ.①止痛-针灸疗法 Ⅳ.①R246

中国版本图书馆 CIP 数据核字(2013)第 310863 号

人卫社官网	www. pmph. com	出版物查询,在线购书
人卫医学网	www. ipmph. com	医学考试辅导,医学数据库服务,医学教育资源,大众健康资讯

国医大师贺普仁针灸心法丛书

针 灸 治 痛

编   著:贺普仁
出版发行:人民卫生出版社 (中继线 010-59780011)
地   址:北京市朝阳区潘家园南里 19 号
邮   编:100021
E - mail: pmph @ pmph. com
购书热线:010-59787592 010-59787584 010-65264830
印   刷:三河市尚艺印装有限公司
经   销:新华书店
开   本:710×1000 1/16 印张:14 插页:5
字   数:267 千字
版   次:2014 年 3 月第 1 版 2024 年 9 月第 1 版第 12 次印刷
标准书号:ISBN 978-7-117-18218-8/R·18219
定   价:39.00 元

打击盗版举报电话:010-59787491 E-mail:WQ @ pmph. com
(凡属印装质量问题请与本社市场营销中心联系退换)

作者简介

针灸学家贺普仁, 字师牛, 号空水。1926 年 5 月 20 日出生于河北省涞水县石圭村。1940 年, 从师于北京针灸名家牛泽华, 深得老师真传。

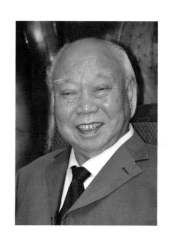

贺老从医 70 余年, 精研历代医家文献, 不断总结临床经验, 并博采众长, 创立了独具特色的"针灸三通法"学术体系。"针灸三通法"学术体系以"病多气滞, 法用三通, 分调合施, 治神在实"为核心学说, 以微通、温通、强通三法临证理术为基本内容。这一体系是理论与实践高度结合的产物, 其最重要的传承价值是, 让针灸医学回归于孕育其生长的中华传统文化沃土之中, 坚守本元, 道用合一, 体现了与中华传统文化一脉相承的学术特质。

2007 年贺普仁教授被国家定为首批国家级非物质文化遗产针灸项目代表性传承人, 2009 年 1 月被北京市授予"首都国医名师"称号, 2009 年 6 月被国家授予"国医大师"称号。

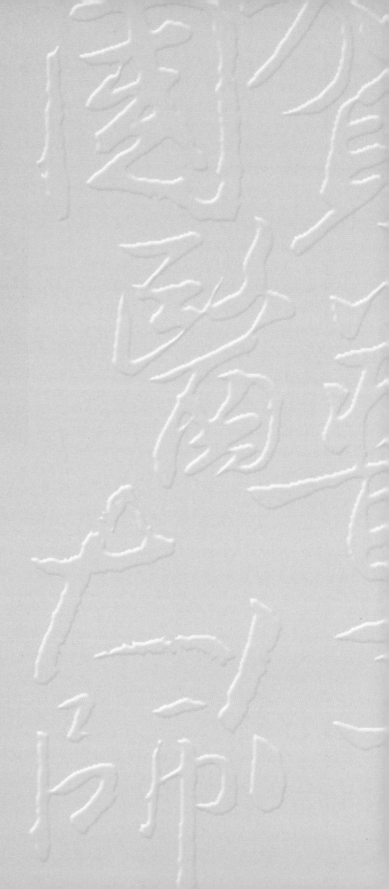

国医大师
贺普仁
针灸心法 丛书

针灸治痛

　　国医大师贺普仁教授从事针灸临床70余年,70年中贺老始终致力于继承、发扬、传授中华传统针灸,创立了"针灸三通法"学术体系,在理论研究、治疗手段开掘、适应证拓展、操作手法以及专用针具等方面博采众家之长,继承和发扬了中华针灸学的精髓,形成了"道用合一"的贺氏针灸学术思想与临证理术。

　　"针灸三通法"学术体系以"病多气滞,法用三通,分调合施,治神在实"为核心学说,以微通、温通、强通三法的临证应用为基本内容。这一体系是理论与实践高度结合的产物。

　　"病多气滞"是贺老对中医病机规律认识的结果,也是其对针灸治疗规律认识的结晶。因气滞有发生在腠理、肉分、血分、脏腑、骨髓等部位的不同,经络气滞的性质不同,气机失调的程度不同,寒热、虚实的属性不同,疾病便呈现出多样化的表现,应对疾病的手段亦须多样化,由此催生出"法用三通"。

　　"法用三通",要旨在"法"。狭义之法是指三通之法,广义之法是指贺老"道用合一"的医道观,是对针灸医学的规律、方法、手法的简明概括和高度提炼,其中道中寓法,用中有道,道法自然,法无定法。"法用三通"虽以"法无定法"为最高境界,但落实到临证确是有法可依,这就是"分调合施"。

　　"分调合施",要旨在"合",为贺老临证要则。"分调",是指三通各法具有不同的属性与作用机理,应针对不同的病症、病程使用;"合施"是指针对复杂的病情,和合联用三法,妙取三法施治的有机合效。"分调合施"的临证要求是:依据机理,察因知位,用法施针,妙取合效。

　　"治神在实",要旨在"治"。"治神在实"的根本就是把针灸"治神"大道落到临床之用的实处,贺老强调"治神在实"是针灸临证的根本要道。"治神在实"的提出,是以《黄帝内经》"治神"学说的内涵为依据,以调理阴阳为根本,从"治神"到"治神在实",是对针灸精髓的发掘与提取,是道用合一的创建与演绎。

　　临证,是"针灸三通法"的出发点和归宿点。通经络,调气血,和阴阳,复气机运行之常，是针灸治疗的根本奥义，也是"针灸三通法"的临证精髓。

贺老70余年始终坚持"针灸三通法"的研究工作，"针灸三通法"经历了从疗法到学说，从学说到学术体系的发展历程。贺老更注重"针灸三通法"的推广工作，自20世纪80年代开始，陆续出版了《针灸治痛》(1987年)、《针具针法》(1989年)、《针灸歌赋临床应用》(1992年)、《火针疗法图解(贺氏针灸三通法之一)》(1998年)、《毫针疗法图解(贺氏针灸三通法之二)》(1998年)、《三棱针疗法图解(贺氏针灸三通法之三)》(1998年)、《针灸三通法临床应用》(1999年)、《灸具灸法》(2003年)等著作。这些著作出版后，受到广大读者的喜爱和业内人士的好评，成为针灸临床工作者的掌中宝典，也指引了很多针灸爱好者进入针灸之门。

为了传承中华传统针灸医学，促进针灸临床和学术水平的提高，继承和发扬贺老的学术思想与临床经验，人民卫生出版社将贺老早期的8种重要著作辑成《国医大师贺普仁针灸心法丛书》出版，具体包括：《针具针法》、《灸具灸法》、《针灸治痛》、《针灸歌赋临床应用》、《针灸三通法临床应用》、《火针疗法图解》、《毫针疗法图解》、《三棱针疗法图解》8个分册。

为了使读者能够原汁原味地阅读贺老原著，此次整理并重新出版遵循了以下原则：尽可能保持原书原貌，重点修改了原书中的错字、词、标点符号，规范了文字用法和体例层次，并按照现代读者的阅读习惯，重新设计了版式。

希望本丛书的出版，能满足广大临床工作者及针灸爱好者学习研究之需求，以期进一步指导当今临床，提高疗效，服务于广大民众的健康事业。

人民卫生出版社

2013年10月

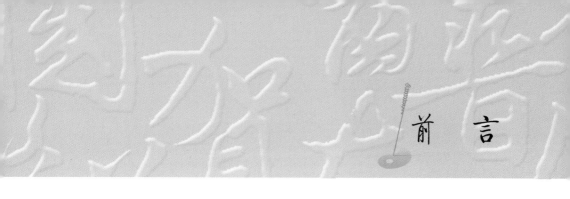

前　言

　　针灸学是祖国医学重要的组成部分。随着人类文化和科学技术的进步,针灸科学不断得到发展和完善。

　　笔者认为针灸在防病治病中有治疗范围广泛,疗效显著,无不良反应等优点。针灸是用针刺、艾灸等方法,通调经络、血气、阴阳,复气机运行正常。达到祛除病邪,恢复健康之目的。正因为如此,针灸科学在中华民族的生存、繁衍和保障健康方面取得了不可磨灭的成绩;历尽几千年的沧桑,在人类认识水平提高和其他学科发展的影响下,针灸科学积累了极其丰富的内容,使其基础理论和对各种疾病的诊治方法日臻完善。

　　在针灸宝库中,还有许多未被认识的领域,需要我们针灸同道共同挖掘、开发,循本求源,深入其中,勇于实践,让针灸这颗奇异的宝珠大放光彩。

　　在国际交往中,针灸学也得到世界各国医务同道的重视和信赖。我们每一位针灸工作者都有义务、有责任为全面系统地向世界各国医务同道介绍中国针灸学,为丰富世界医学作出贡献。

　　本书于1987年出版后,受到同道的广泛好评,历经多次重印。现重新进行编排整理,增加了近些年来的新资料、科研新成果等,使全书内容更加全面、充实。感谢曲延华、周德安、程海英、徐春阳、王京喜、盛丽、崔芮、孙敬青、李彬、孟元、高翔、潘利芳等的帮助。希望本书能给读者带来更大的参考价值。

　　本书可供针灸工作者医疗、教学、科研使用,并适于针灸爱好者学习参考。

　　因水平有限,不妥之处恳请读者批评指正。

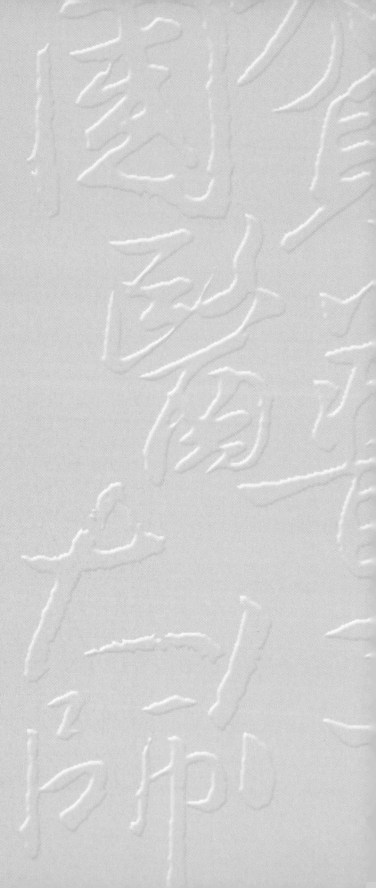

国医大师
贺普仁
针灸心法丛书

针灸治痛

目　录

国医大师
贺普仁
针灸心法丛书

《针灸治痛》

国医大师

贺普仁

针灸心法丛书

针灸治痛

第一章 疼痛理论的沿革

中医对疼痛早有认识,疼痛理论可以说是中医最早形成的几个临床理论之一。如在中医理论初成的《内经》时期,就已对疼痛有了比较全面的认识,并且正确地抓住了疼痛的病机在于气血运行的障碍。中医对疼痛的这种认识,经受住了数千年临床实践的考验。历史上医家都基本沿用这种理论指导临床治疗疼痛,并且将疼痛的理论不断发展、充实和完善。

《内经·举痛论》是论痛专篇,它从病因、病机、病性及疼痛表现性质等方面进行了比较透彻的论述。原文曰:"寒气客于脉外则脉寒……热气留于小肠,肠中痛,瘅热焦渴,则坚干不得出,故痛而闭不通矣。"从中可见《内经》对疼痛病因的认识偏重于寒邪,在它举出的十三条疼痛中,有十二条是由寒邪所致,只有一条为热邪引起。《内经》对疼痛病因认识的另一个特点是强调外邪,在它所举十三条中,全部用"客"字,其意思是指邪从外来,客于体内。《内经》的确抓住了疼痛的病理变化实质——气血运行障碍,它在分析各种疼痛的发病机理时,运用了"血泣"、"脉泣"、"气血乱"、"脉满"、"血不得散"、"脉不通"等词句,尤其是"血泣"出现多处,这些都说明了气血运行障碍。《内经》为了强调这一论点,举出了疼痛喜按与拒按,按之痛减与不减来反证,按之使气血得以散者则痛减,按之不能及,气血不能散者则痛如故。

《内经》对疼痛的认识虽然基点、主干和方向是正确的,但由于历史条件所限不免失于片面。拿病因来讲,寒邪固然是致痛的重要原因,但不是唯有寒邪可使气血凝滞。六淫中其他邪气,风、湿、燥等都可使得气血运行障碍而发生疼痛,而且寒邪并非只有外来,也有内在的原因,所以只注意到外来之邪致痛,忽略了内生之邪,可以说只是原则地认识到了疼痛病因。这种认识,势必给疼痛的临床治疗带来某种局限性。再者,《内经》虽然论述了疼痛病机的关键环节,但缺少对它的虚实之辨,这样容易给一些医者造成错误的概念,以为疼痛皆属实证,治疗时一味地用泻法、放血法,强通气血,以图达到"通则不痛"之功,有时得不到预期的效果。

晋、隋、唐、宋时代的医家,对疼痛的认识基本上是推崇和沿用《内经》的理论,在此基础上未做出修正、补充和发挥。

到了明、清时代,医家虽然仍遵循着《内经》提出的关于疼痛的理论,但对它的片面性进行了一定的修正和补充。有代表性的如刘恒瑞和喻嘉言。刘恒瑞补充了《内经》中对于疼痛病因认识的不足,提出了外感六淫,内伤七情及跌打损伤皆可致痛,并且对疼痛的病机,在《内经》所认识气血运行障碍的基础上,以虚实为纲,结合阴阳、气血进行分析。在《经历杂论》中论述到:"古人谓'通则不痛,痛则不通。'盖为实痛而言,若执此以治诸痛则谬矣。今将余历治痛而得效者,为业医者备陈之。夫痛亦各病中之一证也,必详其所因而后治之,始无差谬也。"

"痛之名曰不一,有少腹痛、胁肋痛、脐痛、大腹痛、胸脘痛、膈上痛、天府痛、头角痛、巅顶痛、眉棱痛、太阳痛、颊车痛、咽喉痛、项脊痛、肩胛痛、腰背痛、髀骨痛、肘臂痛、手腕痛、腿足痛、周身筋骨痛、痞块痛、走窜痛、流注痛、疔疱痛、痈疽痛、足跟痛、溺管痛、疝气痛。此以上皆痛之名,而非痛之因也。"

"若问其痛所因,总纲则有虚有实,有半虚半实,有阴虚阳实,有阳虚阴实,有阴阳皆虚,有阴阳两实。阴属血分,阳属气分。气血何以有虚实? 当辨其外感六淫,是何邪所伤? 内伤七情,是何脏受病? 更有不内不外,乃人事之乖者,如跌打震动、刀伤失血等类。此所以致痛之因也。"

"辨之之法,全在切、按二字,详细工夫。内症之因于六淫者,如寒从上受,发为太阳表证,则头项痛、太阳痛、头痛如劈,脉浮紧,无汗;寒从中受,发为胸脘胁肋痛,吐水甚,引背痛,脉弦迟而紧,痛绵绵不已、无止息、无松紧,喜热手按摩者;寒从下受,传入三阴,发为脐腹疝瘕痛,甚则如奔豚上逆,痛有定所,痛若筋牵引,无止息,无松紧,爪甲青白,甚则厥逆肢冷,喜热熨者,急温三阴则愈。阳明燥金胜气兼寒化者,其症相若燥金本气之痛症相似,但脉象弦涩而短,善伤血分,血虚人易患此。风痛者,善走窜,痛无定所,血虚人多患此,其脉浮大而缓,按之芤,此肝血亏虚,经络隧道空匮,血不配气,气行太速之故,古人以内风名之。湿邪流注而为痹痛,多手足四肢症,当宣气化湿,以胜湿邪;若郁于内而为脐腹胁肋痛者,痛有止息,有松紧,绵绵难愈,多太阴脾症,其脉缓……热症头痛如裂,胸膈痛如夹,胁肋痛如胀,脐腹痛如吹,爪甲红紫,痛有止息松紧,其脉数,法当清热。若夫七情狂,喜大笑,心脉震动,火气赫曦,血散四旁,当胸而痛,其脉洪数。大怒伤肝,木气激奋,血液冲动,经络震痛,其脉弦劲,按之芤,哀郁伤肺。气机阻滞,胸膈隐痛,其脉结涩,法当宣畅气机。思郁伤脾,木气遏郁,脾气不舒,胁肋脐上隐痛,饮食不甘,其脉结而涩,往来不利,见于右关、左关弦细。恐惧伤肾,腰髀虚痛喜按。色欲失精,劳心失血,血液枯槁,经隧空,痛喜按,始则腰脊,继则项背,甚则随处皆空,痛而喜按。盖虚则喜按,实则拒按。气虚轻按不痛,血瘀重按则痛,揉之痛减;气实血虚,轻按痛,重按不痛,久按之乃快。更有虚极反实,发为伪癥瘕者,喜按;发为石疽,脱营者,亦拒按也。其脉弦劲无和滑之象,按之则芤。外症之红肿高大者,起尖顶,必焮痛,脉必数而有力,阳毒也;胀痛者,脓汁已成,中顶必软，可溃之，去腐生新；已溃而反痛增者，虚也，脉必虚芤或散；蔓肿无头，不起尖顶，日痛轻、夜痛重者，半阴半阳，当用回阳法，使归于阳而后泄之，溃之，提之，托之；皮色不变，塌无头，痛而兼酸，全阴也，始终以回阳法治之；已溃而平烂蔓延，紫晕红开，痛不胜衣，虽薄绢衣压之，觉有多重者虚甚也；跌打不破者，多血瘀气滞，刀伤失血者，气血两虚。其色证形象，即虚实二痛之师鉴也。天府穴痛，足跟痛，肺痈、肺痿之候也，亦当察其所因而治之。疝症属肝，有气疝、血疝，有虚实、六淫之别，七情之分，亦如上法以辨之。溺管痛，有虚实当通利，当滋补，亦如上法以辨之。兹不赘述。"（《经历杂论》）

喻嘉言在《医门法律》中对"诸痛为实，痛随利减"进行了分析，认为此种疼痛，仅指实痛而言，痛有虚实，应从多方面的症状和体征来鉴别痛属实属虚，他指出："王荆公解痛、利二字，曰：'治法云：诸痛为实，痛随利减。世俗以利为下也。假令痛在表者实也，痛在里者实也，痛在气血者亦实也。故在表者汗之则愈，在里者下之则愈，在血气者散之、行之则愈，岂可以利为下乎？宜作通字训则可。'此说甚善，已得治实之法矣。然痛证亦有虚实，治法亦有补泻，其辨之之法，不可不详。凡痛而胀闭者多实，不胀不闭者多虚；痛而拒按者为实，可按者为虚；喜寒者多实，爱热者多虚；饱而甚者多实，饥而甚者多虚；脉实气粗者多实，脉虚气虚者多虚；新病壮年者多实，愈攻愈剧者多虚。痛在经者脉多弦大，痛在脏者脉多沉微，必兼脉证而察之，则虚实自有明辨。实者多通利，虚者亦可利通乎？不当利通而通利之，则为害不浅。故凡治表虚而痛者，阳不足也，非温经不可；里虚而痛者，阴不足也，非养营不可；上虚而痛者，心脾受伤也，非补中不可；下虚而痛者，脱泄之阴也，非速救脾胃，温补命门不可。夫以温补而治痛者，古人非不多也，惟近代薛立斋、汪石山辈尤得之，奈何明以丹溪，而亦曰：'诸痛不可补气'，局人意见，岂良法哉？"

综上所述，《内经》为疼痛之证创立了正确坚实的理论基础，使得后世医家有章可循、有法可遵，一直沿用，甚少争议。直到明清之时在《内经》的基础上进行了一些发挥和补充，这些有识之士，发前人之未发，使得中医对疼痛症状的认识日臻完善。在几十年临床实践中感到，至今为止，中医对疼痛症状的认识仍然能够指导临床实践。同时根据自己的临床体会，前人之经验是非常宝贵的，但是，仍有必要不断地补充与发展，才能满足挖掘整理祖国医学的需要。

第二章　对疼痛理论的几点认识

第一节　辩证地认识疼痛

疼痛是一种感觉,是人体接受体内外的刺激后产生的一种痛苦的感觉反应,它既是人体一种必备的感觉机能,又是机体遭受伤害性刺激形成病理改变的一种表现。前者属于生理性痛觉,后者属于病理性痛症。二者是一个事物的两种不同程度的反应,然而二者之间存在着一定的质的区别。它们对机体的影响截然不同。

生理性痛觉,是与触觉、温度觉、听觉、视觉、嗅觉、味觉相并列的一种人体感觉机能。尽管痛觉不是一种舒服的感觉,而是一种给人带来痛苦和不愉快的感觉,但它确实有着极其重要的生物学意义,是人体必不可缺的生理功能。其对人体的作用有:①保护和防御作用,过强过重的痛刺激能引起机体组织的损伤,而当人体接受这种刺激时,首先出现的反应是疼痛,疼痛使人体本能地避开伤害刺激,或者调动体内的防御器官来抗衡消除刺激的作用,减少伤害造成的痛苦。其实在日常生活中,我们常常受着这种保护,如当你触到某一种尖状物,刚感到刺痛时,就会立即避开。②维持生存:机体对痛的反应能力能够增加其生存和繁衍能力;而如果机体没有进行这种保护性反应的能力,就将导致它们的衰亡。关于这一点,那些先天性痛觉缺乏的病人不能生存长久,就是一个很好的例证。③获取信息的作用:痛的表现是千差万别的,程度上有强有弱,性质上有锐、钝、绞、胀,持续时间上有长有短,引起这些不同,虽然有体质的因素,但主要是由伤害性刺激的信息不同所决定,不同的刺激信息使机体产生不同的痛觉,故可以通过受到的不同痛觉信息来判断刺激源属于何种原因,故痛觉是一种接受信息的方式。④反映机体的状况:引起痛觉的刺激可以是外源性的,也可以是内源性的,当感受内源性刺激而出现痛觉时,可以从疼痛程度上了解到机体当时所处的状态,医生可根据具体情况处理。⑤反映疾病的转机:病情轻或病程短时,一般疼痛加剧,表明病情在加重或进展;而有的疑难病或病程长时,原来不疼痛或疼痛不明显,经过治疗后,出现短时间的疼痛或疼痛明显化,也可能是疾病开始好转的先兆。可见痛觉是人体生命活动中具有重要作用的一种必不可少的生理机能。

病理性痛症是致病因素作用于人体,是生理性疼痛的发展,造成病理改变,而出现的病理反应,即症状。它已超出了正常生理感觉的范围。它与生理性痛觉有以下几点质的区别。①造成疼痛的刺激不同:引起病理性痛症的刺激一般比生理性痛觉的刺激要强、要持久,更富有伤害性,所以引起痛症的刺激属于致病因素或病因。②疼痛的表现:病理性痛症比生理性痛觉要持续的时间长,而且后者可随刺激作用的解除而减轻或消失,但前者则相反。③机体的状态:病理性疼痛是在病因引起了机体发生病理改变的基础上出现痛症的,它标志着机体状态已失去了正常的机能。而生理性痛觉,只是机体对刺激做出的一种感觉反应,尚无引起病理变化的条件。④生理性痛觉一般不伴有其他异常表现,最多只是情绪上的不愉快,而病理性痛症则将伴随着一系列的与之相关的症状出现,如外感引起的头痛,同时会伴有恶寒、发热、鼻塞、流涕等。

病理性痛症,虽然是一种机体出现病理变化的表现,而且是一种给人带来痛苦的感觉,但对机体不是无意义的,就痛的感觉本身而言,具有二重性,一则它可以作为不良刺激加重机体已经形成的病理变化,使其进一步发展。一则它起到了一个报警的作用,给医生提供了诊断依据,同时,当机体正气充足时,它可以调动自身的机能去抗衡痛刺激,改善已形成的病理变化,这种对痛症反应的辩证认识,对治疗是有指导意义的。

生理性痛觉与病理性痛症都属于机体的感觉反应,故不仅有区别,而且还存在着联系,二者是可以转化的。即当生理性痛觉反应过重、过久、超出了机体的承受能力时,势必要破坏正常的生理功能,而造成病理变化,从而发展成为病理性痛症。可以说二者是量变到质变的关系。

正确认识生理性痛觉与病理性痛症对探讨痛症的病因、病机及探索其治疗规律是十分必要的。

第二节　痛症的病因

痛症是致病因素作用于人体,使机体发生病理改变,从而产生以疼痛为主症的一种病证。

引起痛症的病因很多,中医将其分为三类,几乎每类的各种病因都可导致痛证的发生。

一、外感六淫

六淫是中医对疾病发生的外因认识,是指由自然界中的风、寒、暑、湿、燥、火六种气候变化要素失常转成的侵害人体的致病因素,包括:风邪、寒邪、暑邪、湿邪、燥邪、火邪。这六淫外邪,都可在一定条件下侵害人体,使机体发生病理性改变,从而产生疼痛。①风邪:风邪伤人常可引起疼痛。如外感风邪除恶风、恶寒、鼻塞、流涕等症状外,常伴有头痛、项背强痛、骨节酸痛。《素问·骨空论》载有:"风从外入,令人振寒汗出,头痛身重恶寒。"指出了风邪袭表可出现疼痛症状。又如行痹,其症状疼痛表现为无定处,是由风邪夹杂寒湿侵入筋脉、关节所致。故明·龚廷贤在《增补万病回春卷上·诸气》中指出:"风伤气者为疼痛……"②寒邪:寒邪是引起疼痛最常见的原因。临床上许多痛证究其病因,都是寒邪所致,如临床上常见的胃脘痛,大多是由寒邪直入中焦引起的胃肠气机阻滞而致,当施艾灸、火针以温中散寒,使其痛缓解。再如,少腹痛引睾丸之疝气痛,也是由寒邪引起,是寒邪客于肝经之脉所致。《素问·痹论》对此作过精辟论述,云:"痛著,寒气多也,有寒故痛也。"《素问·举痛论》云:"寒气客于脉外则脉寒,脉寒则缩蜷,缩蜷则脉绌急,绌急则外引小络,故卒然而痛。"③暑邪:暑邪是夏令气候中的一种致病因素,有阴暑、阳暑之分,无论阴暑还是阳暑,都可有疼痛见症。如:明·张介宾在《景岳全书·杂证谟·暑证》中说:"阴暑者……病为发热,头痛,无汗,恶寒,身形拘急,肢体酸疼等症。""阳暑者……病为头痛烦躁,肌体大热,大渴大汗,脉浮气喘或无气以动等症。"夏天伤暑的病人首先引起头痛,昏蒙不清的感觉。④湿邪:金·李东垣《脾胃论·饮食劳倦所伤始为热中论》云:"如身有疼痛者,湿。"《增补万病回春·中湿》亦论曰:"中湿而一身尽痛者,邪在表也。"可见湿邪亦是一个致痛的因素。湿邪致痛其痛的性质多呈重痛。如湿邪侵犯筋骨关节所成的湿痹,其主症表现为肢体关节重着疼痛。《素问·痹论》指出:"风寒湿三气杂至,合而为痹也……湿气胜者为着痹。"⑤燥邪:燥邪伤人也可引起疼痛,如外感燥邪,除见口鼻干燥、咳嗽、少痰或无痰等症外,还可并有咽痛、头痛、胸痛等症状,清·石寿棠《医原·望病须交神气论》中记有:"燥者,或肌肤刺痛,手不可扪,或项背强痛……"⑥火邪:《素问·阴阳应象大论》说:"热伤气,气伤痛。"刘完素在《素问玄机原病式》中提出:"人近火气者,微热则痒,热甚则痛。"这是刘完素借人烤火时的感觉来形象地比喻火热之邪伤人引起疼痛的情况。火热之邪致痛是极多见的,如外感热邪客于上焦出现咽喉肿痛。

此外,一种具有强烈传染性的外邪——疫疠之邪亦是引起疼痛的重要因素,几乎所有的疫病中,疼痛都是其主要见症之一,如痄腮患者有严重的腮颊肿痛;疫疠、霍乱伴有剧烈的脘腹疼痛;大头瘟,其致痛欲死。清·余师愚在《疫病篇》中云:"疫则头痛如劈。"

通过以上列举,可以看出所有外因不论阴邪还是阳邪都可作用于人体引起以疼痛为主症或者伴有疼痛的病症。

二、内伤七情

属精神情志的致病因素,包括喜、怒、忧、思、悲、恐、惊七种异常情绪变化。

情绪变化即是以气机的升降出入和脏腑功能活动为基础的。

情绪变化又是气机和脏腑功能的一个影响因素,不同的情绪变化引起不同的气机运动。如《素问·举痛论》曰:"怒则气上,喜则气缓,悲则气消,恐则气下……惊则气乱……思则气结。"正常的情绪变化促进气机的正常运行和脏腑的生理功能。异常的情绪变化则导致气机紊乱和脏腑功能失调,所以七情致痛与六淫不同,它发自体内,直接作用于气机和相应内脏,使脏腑气血功能失调,引起疼痛的病理表现。如:喜笑不休可出现胸痛和上腹痛;大怒生气后常引起头胀痛、胸胁满痛;肝郁乘脾还可伴脘腹胀痛;再有思虑日久可表现纳食减少,脘腹胀痛;悲伤哀泣者可出现胸闷胸痛;常受惊吓者,日久可出现腰痛酸软。正如金·张子和在《儒门事亲·九气感疾更相为治衍二十六》中所论述的:"……此轩岐所以论诸痛,皆因于气,百病皆生于气,遂有九气不同之说,气本一也,因所触而为九,所谓九者,怒、喜、悲、恐、寒、暑、惊、思、劳也。"

三、不内外因

按照中医病因学说中的"三因论",凡不属于外因六淫和内因七情者皆列为不内外因,一般有饮食因素、劳逸问题和外伤虫咬。

1. 饮食致病因素 包括饥饱失常,暴饮暴食,饮食不洁,饮食偏嗜几个方面。尽管不内外因致病的机理和致病的种类都不尽相同,但它们却都可以引起疼有痛症状的病理变化。如饮食过量,暴饮暴食,造成食滞中焦,则可出现胃脘疼痛;饮食失宜,过食生冷,寒伤中阳,则可出现脘腹冷痛;饮食不洁,腐败食物聚于胃肠之中可致腹痛,甚者吐泄并作。

2. 劳倦致病因素 主要是指体劳、心劳、房劳的过度。过劳则气血精微消耗,容易导致虚性疼痛的发生,如房劳过度是内伤性腰痛的主要原因。明·刘纯在《玉机微义·腰痛门》中提出:"有房室劳伤、肾虚腰痛者,是阳气虚弱、不能运动故也。"金·李杲在《内外伤辨惑论》中提出了体劳致疼痛,他说:"乘天气大热之时,在于路途中劳役得之;或在田野间劳形得之;更或有身体薄弱,食少劳役过甚;又有修善常斋之人,胃气久虚,而因劳役得之者……亦身疼痛。"

3. 外伤虫咬 创伤、跌打损伤、持重努伤和烧伤及虫兽咬伤几乎都以疼痛为主要表现,它们直接作用于人体的肌肤或筋骨,造成损伤引起疼痛。

综上所述,疼痛是许多致病因素都可导致的病理变化的表现,由外因、内因、不内外因各自通过一定的方式和途径,造成伴有疼痛的病理变化,引起不同性质,不同程度的疼痛症状。所以,疼痛在患者中具有极强的普遍性和复杂性。

因此,需要对其机理进行深入探讨,提高认识和掌握其发生规律。

第三节　疼痛的病机

一、疼痛的病理变化基础是气血运行障碍

从前面的论述中可以看出,致病因素很多,而且是各式各样多方面的。那么诸多因素引起疼痛的共同病理基础是什么?它是如何产生的?中医理论认为:"不通则痛",不通是导致疼痛的最终原因,是各种疼痛的病理变化基础,所有致病因素都是通过引起机体发生"不通"的病理变化而导致疼痛出现的。

所谓"不通"是指气血运行的障碍,包括运行不畅和瘀滞不行。正常情况下,人体气血在经脉之中流行不止,环周不休。如《灵枢·脉度》所说:"……如水之流,如日月之行不休。"经脉是气血运行的通路,十二经按照肺、大肠、胃、脾、心、小肠、膀胱、肾、心包、三焦、胆、肝的顺序构成了气血运行的主要环路,十五络脉和十二经别形成气血运行的支路,帮助十二正经运行气血到达全身,并且加强气血的环行;奇经八脉起一个储蓄库的作用,调节着气血在十二经脉中的运行。气血要保持在脉道中正常运行、畅通无阻,需要几个方面来维持。首先在运行的动力方面需要心气、肺气、肾气、宗气来维持。心主血脉,心气具有推动血液在脉管中运行的作用;肺有主气司呼吸的功能,而且参与形成宗气,故是气血运行不可缺少的动力;肾气中含有元阳,是一身阳气之根本,故是气血运行的根本动力。宗气聚于胸中,行喉咙、贯心脉,有人身"动气"之称。这几个方面共同构成了气血运行的动力,推动着气血不停地运行周身。其次在运行的道路方面需要肝的疏泄,脾的运化和阳气的温煦等来维持。肝的疏泄功能,使气机条达、气道通畅以利气血运行。脾的运化功能,及时疏通水湿,扫清气血运行的道路。阳气的温煦功能,使脉道舒展,以免脉道拘急不利,而影响气血运行。以上某个方面出现异常,都会造成气血运行的障碍。气血运行障碍是疼痛的变化基础。疼痛是气血运行障碍的外在表现。二者可以说是现象与本质的关系。所以要认识疼痛的规律,首先要搞清气血运行障碍是如何形成的。

二、致病因素如何引起气血运行障碍

气血运行障碍,是各种致病因素分别影响于维持气血正常运行的某环节而导致的。

1. 六淫导致气血运行障碍　由于六淫邪气性质不同,故其导致气血运行障碍途径亦不尽相同。属阳的风、热、火、暑几种邪气侵入人体,鼓动气血运行,使之产生逆乱或壅塞,于某处阻滞而不行,或者运行不畅,故形成气血运行障碍的病理变化。属阴的寒和湿邪则不同,寒伤阳气、寒主收引、其性凝滞,故寒邪入

侵，既能使气血运行的动力受损，气血运行无力，又能使脉道蜷缩拘急，脉道不利，两方面的共同作用影响气血运行障碍而发生疼痛。《素问·举痛论》对此作了大篇幅的论述："寒气入经而稽迟，泣而不行，客于脉外则血少，客于脉中则气不通，故卒然而痛……寒气客于脉外则脉寒，脉寒则缩蜷，缩蜷则脉绌急，绌急则外引小络，故卒然而痛……寒气客于肠胃之间、膜原之下，血不得散，小络急引故痛，按之则血气散，故按之痛止。寒气客于侠脊之脉，则深按之不能及，故按之无益也。寒气客于冲脉，冲脉起于关元，随腹直上，寒气客则脉不通，脉不通则气因之，故喘动应手矣。寒气客于背俞之脉则脉泣，脉泣则血虚，血虚则痛，其俞注于心，故相引而痛，按之则热气至，热气至则痛此矣，寒气客于厥阴之脉，厥阴之脉者，络阴器系于肝，寒气客于脉中，则血泣脉急，故胁肋与少腹相引痛矣。厥气客于阴股，寒气上及少腹，血泣在下相引，故腹痛引阴股。寒气客于小肠膜原之间，络血之中，血泣不得注于大经，血气稽留不得行，故宿昔而成积矣。寒气客于五藏，厥逆上泄，阴气竭，阳气未入；故卒然痛死不知人，气复反则生矣。寒气客于肠胃，厥逆上出，故痛而呕也。寒气客于小肠，小肠不得成聚，故后泄腹痛矣。"可见寒邪致痛是极其广泛的，是致痛的首要因素。湿邪其性黏滞，阻遏气机，湿邪侵入，轻则使脉道涩滞不爽，脉道变窄，重则阻塞脉道，使气血不得通过。故湿邪致痛是通过影响脉道的通利，使气血运行障碍而造成的。燥邪致痛一方面是由于燥伤肺、肺气虚则气血运行动力不足；另一方面是由于燥伤阴，使脉道失以濡润而不滑利，二者共同导致气血运行的阻滞。

2. 七情导致气血运行障碍发生滞泣　七情是外界的刺激因素引起的精神情志的反应，属于"神志"的范畴。神由心所主，心为"精神之所主"，精神刺激首先作用于心，心对其有所感应时，则产生精神情绪反应，情绪反应又直接影响着心的功能，《灵枢·口问》云："心者，五脏六腑之主也，故悲哀愁忧则心动。"心主血脉，良性的情绪反应可以促进心的功能，当情绪变化过激或过久时，则损伤心气，使心主血脉功能减弱，从而影响气血正常运行而发生疼痛。肝藏血，精神情志活动是精气的外在表现，是以气血活动为基础的，而肝有主疏泄、条畅气机的功能，故肝与情志活动有密切的联系。情志活动正常，可使肝不郁不亢，保持正常的疏泄功能，气机条达，血气流畅，当发怒情绪反应过于强烈时，则使肝郁滞不疏，气机不畅，导致气血运行滞涩，假如疏泄太过，气机逆乱，血则壅遏，二者都将导致疼痛的发生。怒、喜、思、悲、忧、恐、惊几种情志变化，总属于心，分属于五脏。《素问·阴阳应象大论》云："人有五脏化五气，以生喜怒悲忧恐。""肝"在志为怒，"心"在志为喜，各种不同的精神刺激通过心作用于相应脏腑产生的相应的情绪反应，当精神情绪变化过程超过一定程度时，则影响相应的内脏。《素问·阴阳应象大论》云："怒伤肝、喜伤心、思伤脾、悲伤肺、恐伤肾"，情志的异常变化伤及脏腑，主要是影响脏腑的气机，使气机升降失常，气血运行障碍。如思虑过度,则致脾气郁结,运化失职,湿邪内停,湿阻脉道,气血运行不利,而导致脘腹疼痛。再如,惊恐伤肾,致肾气虚,肾间动气不足则推动气血运行的原动力亦不足,而使得气血运行障碍,故时常出现腰腿酸痛疲乏无力。总之,七情致痛的机理是通过扰乱心、肝、脾、肺、肾的气机活动,导致气血运行的动力不足,造成荣卫之道泣,使得气血运行障碍而实现的。

3. 饮食,外伤及虫咬导致气血运行障碍。

(1)饮食过饱,则食积内停,阻于中焦,影响脾胃气机升降,造成气机阻滞,同时过饱则压迫脉道,使血行受阻,故可致胃肠疼痛。

(2)饮食失调,营养不良,气血生化不足,如气虚,气血运行无力;如血虚,脉道失于濡润,脉道滞涩,故导致经脉空虚得不到濡养则痛。

(3)饮食不洁,湿热内生,湿阻脉道、热迫气血,气血逆乱,从而造成气血壅塞不行,不通则痛。

(4)外伤直接作用于脉道,造成脉道的损伤,使血瘀脉外或停滞脉中产生疼痛。

(5)虫兽咬伤致痛,也是通过损伤脉道造成气血瘀滞,或是其毒素蔓延,侵犯肌肤脉络,使气血逆乱壅塞于局部所致。

综上所述,内因、外因、不内外因各种致痛因素,都可通过作用于维持气血运行的某些环节,而致气血运行障碍,气血运行障碍是各种致病因素导致的共同病理结果,是疼痛发生的病理基础。

三、气血运行障碍为什么会引起疼痛

对疼痛病机的认识,一般只解释到痛为止,不再予以进一步的探究。古人认识到"不通则痛"这个机理,确实已把握住了疼痛的主要症结,在中医治痛的理论中占有重要地位,对临床治疗痛证起到了一定的指导作用。但是,不管从理论上,还是从实践意义上讲,只认识到这种程度还是不够的,仍须使其完善。因此,有必要在前人基础上进行更深一步的探讨,阐明气血运行发生障碍产生疼痛的机理,是至关重要的。

疼痛是一种感觉机能,按照中医的理论,感觉属于神的活动,神由心所主。《灵枢·本神》云:"所以任物者谓之心。"一切感觉都是心感受了刺激传导后而发生反应的,所以疼痛也是心感受到了气血运行障碍的反应而产生的感觉。中医认为,心有主血脉的功能,心与脉相通,心气将血液灌注脉道,周流全身后又将血液流回至心,故当气血运行障碍发生时,心必然会有所感受,心感受到了这种病理变化,则有疼痛的证候产生。所以《素问·至真要大论》云:"诸痛痒疮,皆属于心。"把气血运行障碍引起疼痛归为心的作用,是有临床实践基础的,临床上在治疗疼痛时,往往辅以移神宁心通调血脉之法,可以提高治痛效果。

以上所讨论的是气血运行障碍与疼痛的关系,然而疼痛对气血运行障碍也会产生影响。疼痛是气血运行障碍病理变化的一种外在表现,这种表现可反过来影响气血运行的障碍,它的影响可分为两个方面:①疼痛调动起机体的正气,加强排除气血运行障碍的干扰因素,使气血运行障碍得以改善或恢复正常;②疼痛感觉作为一种不良刺激,反过来加重气血运行的障碍。给疼痛带来不利因素,更使气血郁而不疏、脉道紧缩,从而使得气血运行更加滞涩,瘀结更重。这两个方面的作用造成一对同时存在的矛盾,但机体所处的状态不同,其矛盾的主要方面则不同,故矛盾双方邪正交争的结果也将不同,当机体正气充足,气血瘀滞较轻微时,第一种作用处于矛盾的主要方面,疼痛唤起了心的功能,故而可以改善气血运行的障碍,使气血趋于通畅,有时不治自愈;而当机体正气不足,气血瘀滞较重、时间较久时,则第二种作用处于矛盾的主要方面,疼痛将进一步加剧气血运行的障碍,气血瘀滞更趋严重,形成恶性循环。这时需要认真对待及时治疗。

通过以上论述,可以得出:疼痛的产生需要经过四个互相影响的环节。第一,致痛因素作用于人体的质和量;第二,在致病因素的作用下,形成气血运行障碍的病理改变的轻或重;第三,气血瘀滞的病理变化通过心反映出疼痛的迟与速;第四,疼痛反过来加重气血运行障碍的程度不同,有可能痛症消失,亦可加剧。

因此疼痛产生的机理可以用这样一个模式表示:

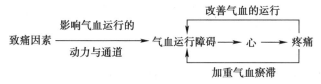

第四节　对疼痛症状表现的认识

疼痛症状非常复杂,不论是在性质、发病时间上还是在持续时间长短上,都存在着差异,认识和鉴别这些疼痛的不同表现,对临床诊断、治疗有很大的意义。下面以《内经》对疼痛表现的记载为蓝本,从疼痛的性质、部位范围、时间、程度和形态等几个方面对疼痛症状表现进行论述。

一、疼痛的性质

1. 酸痛　《内经》中有"足胫酸痛……骨行酸痛"(《素问·刺疟》),"足胫酸痛"(《素问·本病论》)的记载,从中可以看到酸痛多发生于四肢、躯干,是一种痛不剧烈,而伴有痛处发酸,感觉无力的疼痛表现,多见于虚性病理变化。

2. 重痛　重痛的特点是疼痛兼有沉重感,多出现在头部和四肢,《灵枢·癫狂》有:"癫疾始生,先不乐,头重痛……"《素问·至真要大论》也指出:"太阳之复……头顶痛重。"重痛多由脾运失职湿邪阻滞所致。

3. 满痛和痛胀　这是一种兼有胀满感的疼痛,多见于胸、胁、腹等部位,如"胁胀痛"、"腹满痛"、"脘腹胀痛"等,《灵枢·胀论》记有:"胆胀者,胁下痛胀",满痛和痛胀主要责于气机受阻,是气不通致痛。

4. 绞痛　据《辞海》解释:绞者"两物相交,而搂之,使之紧也"。《中国医学大辞典》解释绞痛者:"痛之甚,如绳索之相绞也",可见绞痛是一种剧烈的疼痛,多发生于内脏器官。《素问·至真要大论》有:"少腹绞痛"的记载。绞痛一般由寒邪内袭,或有形寒邪内停,如瘀血、痰浊所致。

5. 纽痛　纽痛是一种与经筋有关的疼痛,如《灵枢·经筋》指出:"足太阳之筋……其病……腋支缺盆中纽痛。"纽痛者,筋挛而痛也,即筋脉抽挛而痛,但纽痛只是感觉筋脉抽挛而痛,并看不到筋脉的抽动。例如,"阴器纽痛"仅仅是自觉阴器抽挛疼痛,但在视觉上看不到抽动。现在的"三叉神经痛"也属这一类。

6. 痞痛　即感觉心下有痞块堵塞作痛。多发生于心下胃脘之处,《内经》有"心下痞痛"之记载,此痛多由有形之邪停于心下胃脘之处,影响气机升降所致。

7. 痛涩　涩者,不滑也,往来不利是为涩。痛涩即痛而痹涩。《内经》曰:"其病前后痛涩"。是感觉胸背之间气之运行受阻,往来涩滞,欲行不能,因而产生窒闷性的疼痛。多由血运滞涩不畅所致。如胸痹之痛状。

8. 支痛　支痛是感觉似有物横撑其中的胀痛,多见于胁部。《素问·标本病传论》有:"肚支痛","两胁支痛","胁支满痛"的记载。此种疼痛多责于肝胆疾患(《素问·六元正纪大论》云:"厥阴所至,为支痛")及胃脘部疾患。

9. 切痛　切痛是指肠中病变之疼痛。其痛剧烈如刀切之状,故称为"切痛"。此外,"切痛"还有急切之特点。多发生于肠道,是肠中气机不通所致。

10. 引痛　是指两个以上的部位互相牵引作痛。如《素问·脏气法时论》记有:"胁下与腰相引痛"。"两胁下痛引少腹。"《素问·缪刺论》记载:"邪客于足太阳之脉络……令人拘挛背急,引胁而痛",《素问·举痛论》记载:"背与心相引而痛。"所谓互相牵引作痛,应从两种情况来理解。一种是疼痛发作时两处同时疼痛,而且两个痛处间有牵引的感觉。另一种情况是一处先痛,其痛感传至另一处,即所谓放射痛。如肝胆疾患放射到肩背。

11. 跳痛　是一种有节律的一跳一跳的疼痛。《内经》将此描述为:"痛如小锤居其中",多见于痈肿疮疡成脓时及肝阳上亢之证。如两太阳处跳痛。

12. 刺痛　《内经》形象地描述曰:"痛如似锥针刺",此种疼痛多发生于瘀血出现的局部,痛处固定不移,伴有一系列的瘀血或缺血表现,如真心痛。

13. 掣痛　掣者,牵线也,掣痛即身体或手足的筋脉牵掣作痛,病变多发生于筋脉,究其病本,责于肝,筋脉失养所致。

14. 隐痛　指疼痛不甚剧烈,尚可忍耐,但绵绵不休。常见于头部、脘腹部,一般多由精血亏损,或阳气不足,阴寒内盛,机体失却充养、温煦所致。

15. 空痛　指疼痛有空虚之感。常见于头部或小腹部,多由气血精髓亏虚,组织器官失其荣养所致。

二、疼痛的时间

1. 卒痛　指疼痛突然发作,来势迅猛,一般疼痛比较剧烈,多见于寒证性疼痛,有时此种疼痛也称为疾痛,痛急,暴痛。

2. 缓痛　指疼痛间断而来,或徐徐加重,或时痛时止,或始终隐隐而痛,多见于久病,虚证之中,为气血不足,温煦失调而痛。

3. 时痛　即疼痛过程中时作时止,不是持续疼痛不缓解,而是阵发性疼痛,此种疼痛多见于气滞性疼痛或虚性疼痛。

4. 乍痛　乍者"暂也"、"忽也"。即疼痛发作突然,时间短暂,移时复痛,与时痛相比,虽然都归阵发性疼痛,但比时痛维持时间更短,起病急剧。

5. 持续痛　即痛甚不休,无缓解之时,多为瘀血所致。

三、疼痛的范围

1. 搐痛　搐者,积聚也,搐痛即聚痛,《灵枢经白话解》提出搐痛是形容疼痛集中于一处,为局限性疼痛,多见于瘀血,痰湿等有形实邪凝聚于某处之症。

2. 偏痛　即偏于一侧疼痛,是身体对称部位的某一侧发生疼痛,如《灵枢·刺节真邪》所载"脉偏痛",《灵枢·本脏》亦载"胸偏痛",偏痛属气血不调,营卫不和,阴阳失调所致。

3. 皆痛　是指身体若干部位都痛。如《素问·本病论》载:"肢体皆痛",《灵枢·经脉》记载"足少阴之筋……所过而结者皆痛……"《灵枢·经脉》又载:"项、背、腰尻、腘、腨、脚皆痛。"属于多发性关节痛。

4. 尽痛　尽者,全也。指周身疼痛,如《灵枢·经脉》所记:"身尽痛",《素问·长刺节论》所载"肌肤尽痛"。一般多见于血虚受风的患者。

5. 窜痛　即痛无定处,游走不定,如《素问·刺热论》中记有"痛走胸膺背"即疼痛走窜于胸背之间。再如:痹证中之行痹是典型的游走性疼痛,此类疼痛大多由于风邪浸袭所引起。

四、痛处的不同形态

1. 坚痛　痛处按之坚硬,如《骨空论》云:"缺盆骨上切之坚痛。"坚痛多属于实证,为有形实邪积聚于某处,使气血结聚所致,如瘰疬等症。

2. 肿痛　为疼痛局部肿胀,或红或肤色不变,如疮疡,局部红肿热痛。关节扭伤,关节周围肿胀疼痛等。肿痛多由于局部血脉瘀阻或局部组织水肿造成。

五、痛的程度

1. 小痛　即疼痛较轻或轻微疼痛,病性不很重,如《素问·刺痛论》中提到:"身体小痛"即身体微痛之意。

2. 痛甚　即很痛、极痛、痛剧烈。《内经》中多处载有"痛甚"二字,如《灵枢·厥病》中有"头痛甚"。

六、痛之喜恶

1. 痛而拒按　疼痛部位不可触及、按压,按之则痛剧,此类疼痛多属实证,如食积内停,胃脘疼痛。

2. 痛而喜按　喜欢按压疼痛部位、按之则痛减,舒适,此类疼痛多属于虚证,如肾虚腰痛。

3. 痛而喜暖　痛而欲饮热水,或欲加热敷,得温得热则减,遇寒则重,此类多为寒证或虚证,如寒邪犯胃的胃脘痛。

4. 痛而恶热喜冷　痛而欲饮冷水或不欲盖衣被,得寒则减,则舒服,得热则剧,此为热证。

为了便于了解古人对痛证的描述及各自的表现形式,有利于临床分析提高疗效,而列举以上数十种不同的痛证。这些表现形式有时单一出现,有时综合数种同时出现。临床医生必须把错综复杂的不同疼痛归纳分析辨证治之。

第五节　针灸治痛

针灸治痛的疗效好是众所周知的。针灸几乎可以治疗各种性质的疼痛,而且其治痛效应可达到"立竿见影"的程度。针灸治痛为国内外医务界人士所关注,大家纷纷从不同角度探讨其机理。在这里我们想从中医的传统认识观点来探究针灸是如何治痛的,从中摸索出一套治疗规律。

针灸治痛可以通过三个途径来实现,从而阻断恶性循环。

(1)病因治疗:纠正和消除使气血瘀滞,运行障碍的因素。

(2)病机治疗:通经络、调气血,以改善气血运行障碍的状态。

(3)症状治疗:移神宁心,阻断恶性循环。

这三者往往相辅相成,同用时共同发挥作用。但"通经络,调气血"是解除疼痛的关键一环,也是针灸治疗原理的共同机制,在针灸治疗学中起着决定性的作用。

一、病因的治疗

在审证求因、辨证论治的基础上,选配经穴、确定手法,施以针灸治疗,是常用的临床思路之一,这是一种治本、治因、阻断病理变化形成,调整改善恶性循环的治法,针灸治痛就是通过这条途径来实现的。针刺作用可以祛散外邪,在调整的基础上消除内邪,补其不足,泻其有余,纠正一切导致气血运行障碍的倾向。

外邪引起的气血运行障碍,通过选择相关穴位,施以适当手法,可以祛散外邪,阻断它对气血运行障碍的影响。①外感风邪,客于肌表,致营卫不和,气血运行不利,通过针刺风池、曲池、合谷等穴,可疏散风邪,从而使营卫调和,气血运行归于正常,消除疼痛。②寒邪内客,损伤阳气,使脉道蜷缩,拘急,气血凝滞,通过选取有关经穴,施以烧山火手法,或灸法、火针等可以起到助阳散寒,舒缓筋脉,促进气血运行的作用,以治痛。③火热伤人,胁迫气血,使气血紊乱,壅塞脉道,通过施以透天凉手法或放血疗法,可以起到疏泄阳热,改善气血运行障碍的作用而治痛。④湿邪内蕴,阻遏气机,脉道不畅,针刺腧穴中脘、天枢等穴,可以蠲除湿邪通利脉道而治痛。⑤燥邪伤人,使脉道干涩,气血运行不利,通过针刺然谷、列缺等穴,可以养阴润燥,滑利脉道,使气血流畅,从而治痛。

对于内伤七情引起的气血运行障碍,针刺可以通过调和脏腑功能,补其不足,泻其有余,起到改善气血运行障碍的局面,从而治痛。①针灸可以通过疏肝解郁,调理气机,而改善气血运行,治疗肝气郁结引起的胁肋疼痛。②针灸可以补益心气,温通心阳,增加心脉灌注功能而治疗心气不足、心阳闭阻所致的心胸痛。③针灸有温肾阳、填精髓,促进气血运行的功能,从而治疗肾阳不足,腰膝冷痛。④针灸可以通过健脾燥湿,而通利脉道,改善气血运行障碍的状况,可以治疗脾湿不运,湿滞内阻所致的脘腹痛。⑤针刺可以通过益肺养阴,增强肺气的洒布,以及宗气推动功能,用以治疗胸膺痛。

此外,针刺具有消食导滞,通调胃肠的功能,故可以对饮食不节,食积内停引起气血运行障碍有改善作用,故而治痛。针刺还有益气健脾,促进气血生化的作用。并可改善脾胃虚弱,营养不良引起的气血运行不利,通过健脾利湿治疗虚性疼痛。

从以上列举的理论和实践足以见得:针刺可以通过消除病因,阻断病因对气血运行的干扰,起到治痛的作用。

二、病机的治疗——改善气血运行障碍

《灵枢·刺节真邪》云:"用针之类,在于调气",《灵枢·九针十二原》云:"凡用针者,虚则实之,满则泄之,菀陈则除之。"可见针灸具有行气活血的作用,中医对疼痛的病机已有明确的定论:"痛则不通","通"即指气血运行流畅正常

无阻滞现象。针灸可以行气行血,起到通的作用。故可以达到治痛的效果。当动力不足,气血运行无力时,针灸可以起到鼓舞气血运行加速的作用。当脉道不滑利,气血运行受阻时,针灸可以通调脉道,促进气血运行滑利,当气血瘀滞不行时,针灸可以活血化瘀,恢复气血运行。总之,针灸可以通过气血达到"通"的状态,改善致痛的病理条件,起到治痛的作用。

三、痛症的治疗——针灸对疼痛的阻断作用

针灸治痛的效果,单纯地用消除致病因素,改善病理变化来解释,都是不全面的。在针后几分钟内或更短的时间内止痛,瞬间将病因和病理变化消除是不容易的,而取得即刻效应,只能是对痛觉反应的阻断。抑制痛反应需要心神对疼痛性病理变化——气血运行障碍有所感受。而针刺作用的穴位是"神气之所游行出入"之所。针刺穴位,可以作用于心,阻断和转移心对疼痛性病理变化的感知,使疼痛消失,正如《素问·至真要大论》所云:"心燥则痛甚,心寂则痛微。"针刺对痛反应的抑制,不单是缓解症状,解除痛苦,它可以直接影响病理变化,帮助改善气血运行。将疼痛的病理过程引向良性循环。可见针刺可以通过"以移其神"使"神归其室"来达到"住痛移疼"的目的。对于针刺治痛这个机理的探讨,提示在治疗痛证时,要注意配以宁心安神的经穴,对临床治疗颇有意义。针灸治痛是通过多方面多途径来实现,关键环节是针刺经穴起主要作用,它是调动人体气血的法宝,只有在抓住气血运行障碍这一主要矛盾的同时,采用针刺经穴和适当的针刺手法,才可取得满意疗效。

第三章　临床常见痛症的治疗

第一节　头　　痛

　　头痛是临床上最常见的自觉症状,它可以出现在内伤、外感、不内外因引起的各种疾病中,是给病人带来痛苦的主要原因,而头痛的治疗方法很多,疗效往往不甚理想。我们在临床实践中应用针灸治疗了各种头痛病人,取效迅速、效果颇佳。我们首先以按部辨经与辨证相结合的思路,搞清病变所存何经,辨明病因病性的虚实寒热情况,然后制定出相应的祛除邪气,通经络,调气血和安神治痛的治疗法则,选择适当的穴位和针刺手法来治疗头痛。

一、病因病机

　　头痛与其他痛症一样,都是在致病因素的作用下,引起气血运行障碍而产生的疼痛,但由于头的重要位置和生理功能,头痛的病因和病机具有相对的特殊性。

　　头为人之首,身之巅,是人身的最高位,故最易受风邪侵袭,其他外邪如寒、湿、热等亦都借助风邪而上犯于头,即所谓"伤于风者,上先受之"。"高巅之上,惟风可到"。因风邪侵袭于头,使清阳之气受阻,气血凝滞,脉络不通而致头痛。若风夹寒邪,入于足太阳之脉,寒凝血滞,阻遏脉络,血郁于内而多致头项痛;若风夹热邪,犯于太阳,进而入阳明或少阳,火热上炎,清空失司,气血逆乱而致前额或两太阳或全头痛:若风夹湿邪,蒙蔽清窍,清阳不升而致头重痛如裹。

　　头脑为髓之海,诸阳之会,依赖于肝血肾精濡养及脾胃运化水谷精微,输布气血上充于脑。若肝肾阴虚,精血不足,则使髓海空虚,脑及经脉失于润养,脉道涩滞,气血运行不畅,可致头空痛;若肾水不足,水不涵木,肝胆之火亢盛,或肝郁不舒,郁久化火,上扰清窍,造成气血逆乱,头部脉道壅塞,可致头痛;若脾胃虚弱,气血不足,水谷精微不能上充脑髓,头脉失于润养,同时气虚不能帅血运行,致使气血运行不畅涩滞,可致头痛;若喜食辛辣之品,胃火炽盛,或外盛热邪入于阳明,火热上扰于巅,气血紊乱,壅滞脉道,可致前额头痛。

　　此外,外伤跌打,可致头部脉络瘀阻,而致头痛。

二、辨证与辨经论治

头痛按部位分经,可有足太阳后头痛、足阳明前额痛、足少阳侧头痛、足厥阴巅顶痛及全头痛五种。头痛的部位不仅由病变所在经脉决定,而且与病因和病性有一定的对应性,故此,治疗头痛首要的是辨明疼痛的部位,明确了头痛的部位不但可以辨出病在何经,而且还可以得出与哪些脏腑有关,结合症状还可以推出病因为何。

(一)后头痛

1. 太阳头痛病

【主证】头痛时作,痛连项背,恶风畏寒,遇风加剧,或周身关节痛,或发热,或鼻塞流涕,口不渴,苔薄白,脉浮紧。

【分析】后头痛为风寒之邪侵于太阳之脉,足太阳膀胱经"其支者,从巅入络脑,还出别下项,下挟脊抵腰中"。经脉受寒则小络蜷缩拘急、脉道不通,气血凝滞,故出现头痛连同项背。太阳主一身之表,风寒束表,卫阳被遏,不得宣通,故伴有恶风恶寒,发热,鼻塞流涕等一系列风寒表证的症状。此外,通过临床观察到,冠心病患者和脑力劳动过度者,常出现一侧后头痛,以左侧多见,若出现于冠心病患者身上,头痛将会随冠心病得到控制,数天而缓解,而脑力劳动过度引起的后头痛,则需针刺治疗,具体方法可遵太阳头痛证的治疗方法。

【治则】疏风散寒、通经络、调气血。

【取穴】至阴。

【穴解】后头痛乃邪客太阳之患,而至阴为膀胱经经气所出之井穴。针灸取穴有"越远越效"之理论,故至阴穴可疏散太阳之风寒,调理太阳之经气,以止后头痛。内因七情所致后头痛,针刺至阴穴,同样有通经络调气血之作用。

【典型病例】

例1 李某,女,46岁。

右后头痛5年,时轻时重,曾在神经专科某医院及某中医医院治疗,均未见效。近来发作频繁,头晕、低头时加重,食欲不振,二便正常,行经正常,脉沉细,舌苔白。

辨证:证系操劳过度,气血阻滞太阳经脉所致。

治则:通经络,调气血。

取穴:至阴。

经4次治疗痊愈。至阴乃足太阳膀胱经井穴,并治满,对经络壅滞,气血不调所致后头痛具有相对特异性,疗效十分满意。

例2 张某,男,20岁。

主诉:头痛间歇发作近1年。

病史:患者自去年3月份开始头痛,即起为双侧太阳穴处疼痛,后觉后枕部疼痛,曾在外院做头CT、MRI均未见异常,脑电图示中度广泛异常。12月份又出现头痛剧烈,以后枕部明显,发作时言语错乱,在某医院做腰穿未见异常,昨日上午又出现疼痛,夜晚10点多疼痛发作剧烈,伴耳聋、言语不能、纳差、眠可、二便调。

望诊:舌黯红、苔白。

切诊:脉细涩。

辨证:气滞血瘀,清窍失养。

治则:行气活血,通经开窍。

取穴:百会、神庭、本神、中脘、内关、涌泉。

刺法:毫针。

经12次治疗,临床症状消失。

2. 发际疮

发际疮即后发际毛囊炎,此病除其他感染症状外,还有一个主要的痛苦,即是后头局部疼痛,这一症状一般药物很难控制,而针灸可以征服它。其效甚速。

【主证】 沿后发际长有散发的或连成片的红结节,有时有脓点,有时流黄水,伴严重的局部疼痛。舌红,苔黄,脉滑数。

【分析】 后发际疮多发生于30岁以上的病人,主要是由于个人情志抑郁不舒或个人卫生保持不好,热毒之邪乘机入于分腠之间,壅滞气血,脉络受阻,瘀久化腐成脓,并且出现疼痛。

【治则】 泻热解毒,条达气机,活血化瘀,通络散结。

【取穴】 大椎放血。

【穴解】 大椎为督脉之穴,有诸阳之会之称。在此处放血可以宣泻毒热阳邪,以起条达气机、泻热散结、活血化瘀、通经治痛之效。

【典型病例】

李某,男,45岁。

项部生小结,先从左少阳经太阳穴处起,逐渐向后发展至项部,此伏彼起,连绵不已,痛痒兼作,先在山东治疗,后来北京某医院、某医院外科治疗两月余,均未获效,脉滑数、舌苔薄黄。症系肝郁气滞、热毒之邪凝聚肌腠。大椎放血,肝俞毫针点刺。一次显效,两次痊愈。

(二)前额痛

【主证】 头痛以前额部为主,口干渴欲饮,大便干结,面红赤,或伴发热大汗出,或伴牙龈肿痛,牙宣出血,口臭,善食消谷,舌质红,苔黄,脉滑数。

【分析】 前额头痛一般由阳明胃热所致。足阳明胃经"从耳前过客主人,循发际,至额颅"。故阳明热盛,气血失和,脉道壅塞,可以导致前额痛。阳明热盛,有两条途径,即可由外邪内犯引起,正邪剧烈相争,热迫津液外出,伴有身大热,大汗出,口干渴等症;另一个原因可由素体阳明热盛,恣食辛辣之品引起,伴有口干、口臭、善食易饥,牙宣出血等胃热症状。

【治则】泻阳明胃热、清理气血。

【取穴】中脘。

【穴解】前额痛为阳明经之患,中脘虽属任脉之穴,但为胃之募穴,是胃腑之气注输于胸腹之处,故泻中脘可清胃腑之热,理阳明之气血,从而止前额痛。

【典型病例】

例1 栾某,女,8岁。

5天来高热39℃,不退,头痛项强,默默不欲饮食,经某儿童医院治疗无效,怀疑脑膜炎,欲做腰穿检查,家长不同意,转来本院求治。

来时仍高热39.6℃,神志不爽,面垢,倦容,自述前额剧烈疼痛,心中烦躁,口苦,溲黄,昼轻夜重。

检查:舌苔薄黄、脉象浮数。

辨证:阳明热郁于里,风热阻遏于表,表里并证。

拟泻热宣散法。

取穴:大椎,攒竹,手足十宣放血。

第2日复诊体温降至38℃,诸症均减轻,已进饮食,再以原法治之并加刺风池、风府穴。三诊时,体温已恢复正常,诸症亦告痊愈。

按:此例之头痛,痛处在前额,为风热毒邪侵于阳明,邪毒循经上攻清窍所致。采以清泻阳明热之法,致邪热去,头痛自愈。

例2 张某,女,20岁。

主诉:头痛9年。

病史:自10余岁开始无诱因出现头痛,以前额及双侧太阳穴处跳痛为主,2~3个月发作一次,自服止痛药,能缓解。近1周持续疼痛,伴头晕沉,纳眠可,二便调。

望诊:形体消瘦,舌淡、苔白。

切诊:脉沉细。

西医印象:神经性头痛。

辨证:阳明少阳经头痛。

治则:通经止痛。

取穴:中脘、太阳、攒竹、内关、足三里。

刺法:毫针。

(三) 偏头痛

1. 外风型

【主证】头半侧持续性胀痛,每遇风寒则加重,更有风池部位疼痛拘紧以及项强,畏寒咳嗽,全身骨节疼痛等症,脉多浮弦。

【分析】外风是本病发生的重要因素,根据《素问·风论》记载:"风气藏于皮肤之间,内不得通、外不得泄,风者善行而数变……故风者百病之长也,至其变化乃为他病也,无常方,然致有风气也,"其侵袭途径,或从俞穴入,循经而上,或并入少阳经而致脉道不利等多种方式,造成半侧头部经络凝滞,发为偏头痛病。所以在病史上夜卧受风,汗出当风等显著发病因素是辨明本证的重要根据。

2. 实热型

【主证】偏头瞤动疼痛,痛裂如割,面红目赤,性情急躁,舌质红,苔黄腻,脉象弦劲。

【分析】肝胆郁热为本病发病的基本因素,肝属风木,藏魂,在志为怒,喜条达,若情志不遂,则肝气郁结,久而化火生风;更有肝肾阴虚,水不涵木,导致肝胆火盛,郁热生风,发为偏头痛病。在病史多为禀性刚毅,肝火旺。

3. 虚弱型

【主证】偏头钝痛,胀闷如裹,多兼胸脘痞闷,恶味少食,舌苔白厚腻,脉象弦滑或迟滑。

【分析】脾胃虚弱是本病发生的基本原因,肝木乘土,夹痰上逆,是本病发生的重要条件,脾胃虚寒,中气不能运化水谷,痰湿阻滞中焦,肝木乘土,循少阳经脉夹痰上逆,或更夹少阳虚火上浮发为偏头痛。

以上三种偏头痛的治疗法则就是以通经活络,疏风止痛,选用丝竹空透率谷、合谷、列缺、足临泣,配用风池、曲池、绝骨等穴为一组。本组各穴有宣通手足少阳,疏风止痛的作用。从穴义说:丝竹空为足少阳经气所发之处,也是手少阳经脉的终止穴,穴位本身就治疗偏头痛,沿皮透至率谷,更加强了疏通手足少阳经脉的作用,这是因为率谷不仅仅是足少阳经脉的穴位,主治偏头痛,而且它又是足少阳、足太阳二经的交会穴,具有疏散少阳风热,使其循太阳经脉达表的意义。因此,我们认为丝竹空透率谷这一针为宣散少阳经脉风热的主穴,是治疗一切偏头痛的有效主穴。在元代王国瑞氏所作《针灸神应玉龙经》中就记载了这一透针对治疗偏头痛的卓越效果,临床实践证明了前人这一总结的正确性。在此类病历中,90%以上的病例都采用过本穴,而且都获得了相当好的效果。

合谷、列缺:合谷是手阳明经的原穴,有广泛的治疗作用,是临床常用而行之有效的穴位,具有镇静安神止痛的特性,而且根据五腧穴中以俞代原的原则,合谷穴在手阳明大肠经中的五行属性是属木,所以它对疏通少阳更有突出的效果。手太阴肺经的络穴列缺,据马丹阳《天星十二穴治杂病歌》记载:"列缺善疗偏头患",与合谷相配更有原络配穴的意义。

足临泣是足少阳胆经腧穴,按其五行性质亦属"木"。因此在疏泄少阳风热方面,有很好的效果,而且它位于足第四、五蹠骨上陷中,具有远离病所,引热下行的作用。《类经图翼》说："木有余者宣泻此……使火虚而木自平。"也证实了本穴在泻火方面的重要性。

上述配穴，不仅适应于外风型的偏头痛，也是虚弱型、实热型的基本配穴法，后者只要适当配以健脾化痰、平肝泻火的穴位就可以取得较好的疗效。

虚弱证偏头痛，笔者常配以悬颅、颔厌、中脘、足三里，或丰隆、气海针与灸并施。从配穴意义上说，悬颅、颔厌二穴均位于曲周颞颥部分，除了在经脉循行上对偏头痛有突出的效果外，还是足少阳、阳明两经相交会的俞穴，兼有疏导胃府、振奋中阳的作用。至于中脘，它是六腑之会、胃之募穴，对温化中焦痰湿，降胃气的上冲，尤有卓效，配以足三里或丰隆，其健脾化痰之功就更加强了。取气海是利用它主治真气不足，疗诸虚百损的作用，用来培补下焦气化，则中土自受补益。加用灸法，就更增加了它的温补效果。

对实热证者，常配以丝竹空、内迎香放血，针刺四神聪、行间等穴。丝竹空穴义已如前述，锋针刺入放血，疏泄肝胆火炽。内迎香对热邪上攻头部而造成脉络壅塞，血滞不通的偏头痛，效如桴鼓。《灵枢·厥病》云："厥头痛，头脉痛，心悲善泣，视头动脉反盛者，刺尽去血，后调足厥阴。"最早记载了放血治疗头痛的方法。古籍中更有"丝竹空治头风，宜放血"的记载。临床病历也证明了这种经验，确有实用价值。

四神聪是经外奇穴，位于百会穴的前后左右各旁开一寸处，这四个穴位除了局部排除壅塞止痛作用外，在平肝疏风方面也有显著的作用，再配足厥阴肝经的荥穴行间，平肝作用就更为明显。也与《灵枢·厥病》中"刺尽去血，后调足厥阴"的原则相一致。

笔者把丝竹空透率谷、合谷、列缺、足临泣这组穴位，作为治疗各型偏头痛的基本配穴，对各证偏头痛均获得了一定的效果，90%以上的病例使用过这组配穴，通过实践证明了这组穴作为基本配穴是适宜的、有效的。

在针灸治疗偏头痛时，笔者常常施以放血疗法，放血是针灸治疗学的重要组成部分，在《灵枢》中有《九针十二原》、《小针解》及《血络论》等数篇对放血的作用、辨证和手法进行了论述，如《灵枢·九针十二原》云："菀陈则除之，"《灵枢·小针解》云："菀陈则除之者，去血脉也。"《灵枢》的这些记载都说明了放血能够排除血脉中郁积已久的病邪，以及解除由郁积而造成的脉络壅滞现象，因此，放血有去瘀滞，强迫通经络的重要作用。在偏头痛的治疗中，正是以此理论来指导临床。凡是由于肝胆风热上攻头部，造成了少阳经脉壅滞，通过放血治疗，可以使局部经络通利，热邪外出，恢复少阳经脉正常运行。由于偏头痛在局部是一种闭塞不通的证候，而通过放血有调节经脉之气的作用。所以在临床不仅对实性偏头痛患者有用，对虚性的也能获得一定的效果。在适当的时候，采取适当的操作手法，就不会犯"虚虚"之过。在放血部位的选择上，我们大多采用了丝竹空，因为此穴对疏通少阳经脉是最为适宜的。根据《灵枢·厥病》："视头动脉反盛者，刺尽去血"的原则，有时选用内迎香穴放血。在操作时，实性的放血次数及每次的放血量可以多些，针具粗些；虚性的则不可连续放血，血量不可过多，针具要细些。两种虚实不同方法，不可互混。

【典型病例】

例1　周某，男，55岁。

主诉：左侧头痛11年之久，经治未愈，时轻时重，近1月来因工作劳累，疼势加重，连及左目胀痛，影响入寐，伴有耳鸣、眩晕，左侧半身麻木、知觉迟钝。纳食尚佳，舌苔薄白，脉沉细。

辨证：证系劳心过度，气血暗耗，以致水不涵木，风邪乘虚入客少阳，引动肝风，上扰清窍。

治则：先拟疏风以祛邪，通经以治痛。

取穴：丝竹空透率谷、风池、合谷、列缺、足临泣、翳风均针患侧，俱用泻法，留针20分钟。

二诊：10月17日，针后偏头痛未作，再以原方针两次，而易调理气血平补平泻手法，再针2次获痊愈。

按：此例获效较速是由于患者纳食尚佳，脾胃较健，气血易于调理，所受外风亦浅，故只针3次而痛止，5次而痊愈。

例2　侯某，女，52岁。

主诉：左侧头痛，目胀，下齿亦痛，剧痛时不可忍耐，眠食俱废，为时半载，久治不效。患者体胖，面潮红，食欲不振，大便干燥，呻吟不已，舌苔黄，脉弦滑有力。

辨证：证系阳明胃热，夹肝胆之火，上冲头目所致。

治法：治当祛肝胆风阳，泻胃腑郁热。

处方：穴用太阳、下关、颊车、大迎、翳风、合谷、颧髎，用泻法，行捻转术，留针30分钟，疼痛基本缓解，但1小时后患者又来门诊，谓回家后约50分钟突然左额剧痛如裂、目胀痛似脱，病情来势凶猛，患者因痛不可忍，抱头号啕大哭，当即予速刺内迎香出血，血未尽而疼已止，患者转悲为喜，欣然而去。后经追访，病未再发。

例3　范某，女，30岁。

主诉：左侧偏头痛牵及眉棱骨处，时轻时重，烦躁口渴，欲吐，胃脘不适，苔白，脉弦。

辨证：证系土虚木乘，肝胆虚热夹胃气上逆，累及少阳。

治则：拟平肝降逆，疏经止痛法。

处方：丝竹空透率谷、风池、合谷、列缺、太冲用泻法。针患侧，留针20分钟。

二诊:针后头痛减轻,唯烦躁口渴未减,胃脘作痛,时时欲呕,脉弦。取前方加中脘、足三里。

三诊:头痛显著减轻,胃脘亦不作痛,烦躁口渴亦轻,仍欲呕,脉稍弦。据此症情,审系少阳经脉已通,但肝木尚未平复,予平肝降逆为主。

取穴:中脘、期门、足三里、太冲,配以合谷、列缺,手法同前,期门、足三里、太冲俱针双侧,合谷、太冲针患侧,留针20分钟。

四诊:针后诸症显著减轻。再以原方针1次而痊愈。

例4 王某,女,75岁。

主诉:左侧偏头痛1周。

病史:患者自上周6晨起醒来,即出现耳后跳痛,后涉及左侧偏头部跳痛,伴头晕沉,眠差,二便调。

望诊:舌黯红、苔白腻。

切诊:脉弦滑。

辨证:肝郁化火。

治则:疏肝解郁,泻火。

取穴:丝竹空透率谷、曲池、合谷、列缺、足临泣。

刺法:毫针刺。

一次症减,二次痊愈。

例5 陈某,男,47岁。

主诉:左侧偏头痛2周。

病史:患者自2周前不明原因出现左侧偏头痛,自左侧前额至左侧颞部,顶部疼痛不适,头摇时即出现疼痛,纳可,眠差,二便调。

望诊:舌黯红、苔白。

切诊:脉沉细。

病因:劳累。

辨证:气血亏虚,髓海失养。

治则:扶正止痛。

取穴:阳白、风池、头临泣、瞳子髎、合谷、列缺。

刺法:缪刺。

经一次治疗,即告痊愈。

(四)巅顶痛

【主证】头痛以巅顶为主,干呕,吐涎沫。

【分析】巅顶痛为厥阴肝经感受风寒之邪所致,或肝阳亢于上亦罹此证。肝经与督脉会于巅顶,阴寒随经上逆,清阳被扰,或阳独亢于上,两者均能造成气血受阻。头痛以巅顶为主,肝木夹浊阴之气横逆犯胃,致胃失和降,而伴干呕,同时胃中的清涎冷沫随上逆之气而呕出。

【治则】柔肝散寒,降逆化湿浊,疏通经络。

【取穴】四神聪,合谷,太冲。

【穴解】合谷为手阳明大肠之原穴,根据同各经理论和大小肠皆属于胃之说,合谷具有和胃化湿之功。太冲为肝经的原穴,是肝经原气所汇聚之处,可疏理肝气,两穴相配称之为"四关穴",共济疏肝散寒、降逆化浊、疏通经络之功,和四神聪这组局部穴位共治巅顶痛,肝阳上亢采用四神聪锋针点刺放血,即刻奏效。

【典型病例】

例1 王某,女,18 岁。

主诉:头痛 4 年。

病史:1999 年前因学习紧张压力大,后出现头痛,以头顶部正中为主,有重物压顶感,头痛重时多伴有头麻木,双眼发涨,流泪,看书 1～2 分钟即感头痛难忍,不能继续看书。现头痛,睡眠差,纳可,二便调。

望诊:舌淡,苔白。

切诊:脉沉细。

既往史:脑囊虫病史 3 年。

西医印象:神经性头痛。

辨证:肝郁化火。

治则:疏肝解郁,通络止痛。

取穴:百会、前顶、后顶、囟会、上星、太阳、攒竹、中脘、内关、足三里。

刺法:毫针刺＋火针。

经治疗,症状迅速缓解。

例2 熊某,男,47 岁。

主诉:头顶部隐痛 30 余年。

病史:述 1 岁多时,曾从二楼楼梯滚下摔伤,七八岁时开始出现头顶部右侧疼痛,有时针刺样疼痛,有时隐痛,局部重压感,阴雨天、劳累后加重,做头 MRI、脑电图、脑血流图均正常,曾在当地予针灸放血疗法,症状有所改善,纳可,眠差,记忆力差,二便调,晚上口苦。

望诊:舌黯淡,苔白。

切诊:脉沉。

辨证:瘀血阻络。

治则:化瘀开窍,通络止痛。

取穴:①局部;②合谷、内关、太冲、三阴交。

刺法:①火针并放血;②毫针。

二诊:诉症状大为减轻,又诉有慢性鼻炎史,刺法再加缪刺列缺。

后告之诸症消失。

【附1】 贺氏三通法治疗偏头痛疗效观察

偏头痛是原发作性神经血管头痛之一,其特点为发作性、中或重度搏动性跳痛,位于一侧或双侧的头痛,反复发作,严重影响到患者的正常工作与生活。西医治疗本病多采用对症治疗,如用止痛药物或改善脑供血药。笔者采用贺普仁教授提出的针灸三通法,即微通法、温通法、强通法治疗本病48例,疗效满意,同时与西医对照组38例对照观察,现报道如下。

1 临床资料

1.1 一般资料

根据1996年国际头痛学会学术会议制定的偏头痛分类及诊断标准[1],本组患者均为无先兆性偏头痛或有先天性偏头痛,经系统检查除外器质性疾患而确诊。其中门诊40例,急诊46例。中医诊断标准参照《中药新药临床研究指导原则》。采用简单随机分类法(投币法),按病人就诊顺序,投掷硬币,以硬币正面为治疗组,反面为对照组,将病人随机分成两组:治疗组48例(贺氏针灸三通法组),对照组38例(西药治疗组)。治疗组48例,男19例,女29例。年龄最小21岁,最大68岁;病程最短半个月,最长30年。对照组38例,男15例,女23例;年龄最小19岁,最大65岁;病程最短1周,最长28年。

1.2 诊断分级标准

对照1994年中华医学会全国第三届头面痛学术讨论会(杭州)制定的偏头痛疗效评定标准[2],头痛程度可分0~3级:头痛出现,工作能力不受影响为0级;轻度头痛,工作能力受部分影响为1级;中度头痛,工作能力受到严重影响或不能工作为2级;重度头痛,卧床休息为3级。两组头痛情况见表3-1-1。

表3-1-1 两组头痛程度情况 （例）

分组	例数	0级	1级	2级	3级
治疗组	48	5	10	24	9
对照组	38	4	9	18	7

表3-1-1经Ridit检查两组轻、中、重病人例数的构成比无统计学差异($P > 0.05$),具有可比性。

2 治疗方法

2.1 治疗组

采用贺氏三通法(微通法、温通法、强通法)分别应用于每位患者。

(1)微通法:穴取丝竹空透率谷,合谷、列缺、足临泣、风池、中脘、悬钟,用32

号 1～3 寸毫针,针刺得气后平补平泻,每日 1 次。

(2)温通法:将痛点常规消毒后,用直径 0.5mm 长 4cm 的钨锰合金针,将针身的前中段烧至通红,对准痛点迅速刺入并拔出,出针后用消毒干棉球重按针孔片刻,隔日 1 次;气海穴用温和灸,每日灸 15 分钟。

(3)强通法:取头维、太阳、攒竹穴,常规消毒后,右手持针对准穴位迅速刺入 0.3cm 左右,立即出针,挤压针孔,使出血 3～5 滴,然后用干棉球按压针孔止血,隔日 1 次。

2.2 对照组

服尼莫地平 40mg/次,每日 3 次;谷维素 20mg/次,每日 3 次。

以上两组均 6 天为一疗程,休息 1 天后进行下一疗程,共治 3 疗程。

3 疗效观察

3.1 疗效标准

以《实用中西医结合神经病学》为参照。控制:疗程结束无发作头痛症状,停止治疗 1 个月不复发;显效:症状减轻 1 级以上,并达到至少 0～1 级;有效:治疗后发作频率、头痛持续时间、头痛程度及伴随症状 4 项指标至少有 1 项明显改善;无效:治疗后症状无明显改善。

3.2 治疗效果

两组疗效比较见表 3-1-2。治疗后 2 组轻、中、重病人例数见表 3-1-3。

表 3-1-2 2 组治疗结果比较 （例）

组别	例数	控制	显效	有效	无效	总有效率(%)
治疗组	48	7	21	16	4	91.7
对照组	38	4	13	11	10	73.7

表 3-1-2 两组总有效率经 Ridit 检查,$P < 0.01$,差异有非常显著性意义,治疗组优于对照组。

表 3-1-3 治疗后两组头痛分级情况 （例）

组名	例数	控制	0 级	1 级	2 级	3 级
治疗组	48	7	17	12	9	3
对照组	38	4	7	9	13	5

表 3-1-3 经 Ridit 检验,两组疗效差异有非常显著性意义($P < 0.05$),治疗组优于对照组。

4 典型病例

景某,女,27 岁,干部。初诊日期 2002 年 6 月 8 日。主诉:左侧偏头痛 10 余年,加重1月。病史:于10年前因紧张出现偏头痛,以左侧为主,每遇情绪或环境变化而发作,工作能力受部分影响(属1级),服止痛药、按揉及转移注意力能缓解,但效果不稳定,经常反复。近1个月来,头痛加重,每天均有发作,工作能力受严重影响(属2级)服药及按摩效果不明显。全身症状:急躁易怒,口苦、夜寐可,纳可,二便调,月经调。舌质黯,苔薄黄,脉滑。诊断:血管神经性头痛。辨证:邪阻少阳,经脉不通。治则:疏通经络,缓急止痛。采用针灸三通法治疗,针治1次后症状减轻,头痛次数减少,程度减轻。1个疗程后,临床症状消失,停用温通法、强通法,只用微通法,继续治疗2个疗程,随访3个月未复发。

5　讨论

中医学认为,根据经络循行的部位,少阳头痛多在头之两侧,并连及耳部,此为标;其多因风邪袭于少阳,或肝虚痰火郁结上逆,引起经络闭阻所致,此为本。古典医籍对偏头痛有很多论述。《名医类案·首风》:"偏头痛,五七年,大溲燥结,双目赤肿,眩晕……诊之急数而有力,风热之甚也。此头角痛,是三焦相火之经,乃阳燥金胜也。"针灸治疗偏头痛的优势在于既治标又治本。《灵枢·厥病》云:"头半寒痛,先取手少阳、阳明,后取足少阳、阳明。"所以笔者临床治疗以平泻肝胆之火,潜摄浮动之肝阳,化痰通络止痛为法则。

微通法即毫针法,取丝竹空为足少阳脉气所发之处,也是手少阳经脉的终止穴,率谷是足少阳、足太阳二经的交会穴,两穴都位于头侧,因此,丝竹空透率谷是宣散少阳经脉风热、通络止痛的要穴;合谷是手阳明原穴,具有镇静止痛作用,列缺为手太阳经的络穴,《马丹阳天星十二穴治杂病歌》记载:"列缺善治偏头患",与合谷相配更有原络配穴之意;足临泣是足少阳胆经的木穴,《类经图翼》说:"木有余者宜泻此,使火虚而木自平",故针之疏泻少阳风热;风池、悬钟两穴加强了清泻肝胆实火的作用;用肝经的行间起到柔肝育阴潜阳的作用;中脘是六腑之会,对温化中焦痰湿、降胃气有卓效。

温通法即火针和艾灸治疗法。火针取痛点,《灵枢·经筋》上说"治在燔针劫刺,以知为数,以痛为输。"病在头侧,经络不通则痛,故火针痛点,通过温热作用,达到通络止痛的作用。灸气海,能加强中焦运化、下焦气化,从而清化痰湿,通络止痛。

强通法即放血疗法,《灵枢·厥病》中说:"头痛甚,耳前后脉涌有热,泻出其血。"所以笔者取头维、太阳、攒竹,祛邪泻热,通络止痛。针灸三通法在临床上配合使用,可正邪兼顾,标本兼治。

西医学认为偏头痛的发生与血管舒缩功能失调有密切关系。尼莫地平可抑制脑血管收缩,提高脑细胞对缺氧的耐受性,防止缺氧所致的及损伤和反应性颅内外血管病理性扩张引起的头痛发作。谷维素可使脑血管处于受缩与扩张的相对平衡状态。以起到治疗作用[3]。

经过临床观察发现,西药治疗存在副作用,且复发率高。针灸三通法治疗无任何毒副作用,复发率低,疗效持续时间长。显示了针灸治疗偏头痛的优势。针灸三通法治疗偏头痛疗效确切,方法简便,无毒副作用,值得深入研究。

6　参考文献

［1］　Ad Hoc Committee. Classification of headache. JAMAL 1996,179:717

［2］　陈方焘,吴钧,张才寓. 中西医结合治疗偏头痛 54 例. 山东中医杂志, 1997,16(5):21

［3］　范洪英,张志华. 尼莫地平谷维素治疗偏头痛. 中国疼痛医学杂志, 1998,4(增刊):2

【附2】 火针毫针并用治疗枕神经痛 80 例分析

枕神经痛是临床上常见的神经性疼痛疾病。笔者自 1995 年起,采用火针毫针并刺法治疗枕神经痛 80 例。取得了较好的疗效,现报道如下。

1. 临床资料

1.1　一般资料

本组病例共计 120 例,随机分为治疗组 80 例,对照组 40 例。其中男 46 例,女 74 例;年龄最小 22 岁,最大 76 岁,平均 49 岁;病程最短 1 天,最长 9 年。

1.2　诊断标准

(1)病前常有受凉、感染或落枕史。

(2)常见一侧或双侧枕下及乳突后呈针刺样或刀割样放射性疼痛,并向枕上、耳及顶部放散,呈阵发性出现,多数间歇期为钝痛。

(3)枕神经支配区域感觉过敏或减退,枕神经出口处压痛明显,并向同侧头顶及耳前方放射。

(4)少数病例有颈椎病或颈胸神经根炎症状。

2. 治疗方法

2.1　取穴

局部取风池、天柱、玉枕、脑户、百会、率谷等穴。风寒外袭加外关穴,劳伤气血、经筋受损加后溪穴。其中治疗组加用火针点刺阿是穴。

2.2　毫针刺法

患者取坐位,穴位消毒后,取 1 寸毫针,风池穴针尖向对侧口角方向斜刺 0.5 寸;天柱穴直刺 0.5 寸,提插得气,使局部酸胀感适度即可,忌向上方深刺,以免伤及延髓。玉枕及脑户穴向下平刺约 0.5 寸,百会穴向后方斜刺 0.5 寸,局部呈酸胀感即可,率谷穴向后方平刺 0.5～0.8 寸,针感呈酸胀。留针约 25 分钟 1 次/天,5 次为一个疗程。

2.3 火针刺法

起针后,使用贺普仁教授监制的中等粗火针,在酒精灯上烧红,对准阿是穴速刺,视疼点多寡,每次刺 5～10 针不等,不留针;出针后,速压针孔以止痛。如遇出血者,等恶血出尽,擦净后方按压针孔。火针疗法隔日 1 次,每个疗程针 3 次。

3. 疗效观察

3.1 疗效标准

临床治愈:疼痛及压痛点消失,感觉基本恢复。显效:疼痛及压痛点明显减轻,发作性疼痛极少。有效:疼痛有所减轻。无效:症状无改善。

3.2 治疗结果

经 2 个疗程后观察疗效,详见表 3-1-4、表 3-1-5。

表 3-1-4　两组疗效表比较　　　　　　　　　　　　　　　　　（例,%）

组别	例数	临床治愈	显效	有效	无效	有效率
治疗组	80	57(70.1)	14(18.8)	9(11.3)	0	100
对照组	40	21(52.5)	11(27.5)	7(17.5)	1(2.5)	97.5

治疗组与对照组临床治愈经统计学处理有显著性差异($P < 0.05$),说明火针能明显提高针刺治疗枕神经痛的临床治愈率水平。

表 3-1-5　治疗组证型与疗效关系　　　　　　　　　　　　　　（例,%）

证型	例数	临床治愈	显效	有效	无效	有效率
风寒外袭	34	24(70.6)	6(17.6)	4(11.8)	0	100
经筋劳损	46	33(71.7)	8(17.4)	5(10.9)	0	100

治疗组 2 种证型的临床疗效比较,无显著差异($P > 0.05$),说明火针对不同证型的枕神经痛均有较好的治疗作用。

4. 病案举例

张某,女,47 岁,后枕、颞及头顶部作痛 1 周。1 周前因洗头后外出,继则头痛。近日来时如刀割样疼,后枕部疼痛常向头顶及颞部放散,痛苦难忍,项强酸楚,恶寒喜暖,夜卧不宁,舌苔白,脉弦。既往有颈椎病史。取坐位,毫针刺风池、玉枕、天柱、脑户、百会、率谷、外关穴,留针 25 分钟。起针后行火针速刺阿是穴 7～8 针,毫针共计治疗 5 次,火针 3 次,枕神经痛痊愈。

5. 讨论

枕神经痛属于中医:"头痛"、"头项痛"、"头风"范畴。《灵枢·经筋》指出:足太阳之筋"其直者,结于枕骨,上头……"又指出:足少阳之筋"……出太阳之前,循耳后,上额角,交巅上……"可见足太阳、足少阳经筋分布区域恰与枕神经分布区域相合,故枕神经痛当属太阳头痛和少阳头痛。因其有疼痛性质与经筋病疼痛相似,故神经痛亦属经筋病范围。本病多由劳损、气血郁滞、阳气不畅、经筋失于温煦,或感受风寒湿邪、痹阻经脉、经络不通、经筋拘急而作痛。

火针疗法属于温通法范畴,不仅具有毫针深刺微通的特点,又具有火热温通的效果。此法借助火力,助阳行气,祛寒止痛,是治疗经筋病的较佳方法。《灵枢经》多处记载"燔针劫刺"治疗经筋病。著名针灸专家贺普仁老师亦用此法治愈许多疑难顽证。笔者受老师学术思想的启迪,通过运用火针毫针治疗枕神经痛80例的分析,再次说明火针可提高针刺治愈率。

(五) 全头痛

全头痛即整个满头作痛。全头痛多见于痰湿阻络头痛,肾虚精随不足头痛和气血两亏、清阳不升、经脉失养头痛。

1. 痰湿头痛

【主证】头痛昏蒙,伴有重胀感,胸闷脘痞,呕恶痰涎、舌苔白腻,脉滑或弦滑。

【分析】脾失健运,痰湿中阻,上蒙清窍,清阳上升,经络阻塞,故全头痛,昏蒙胀痛。痰湿内盛,痰阻胸膈,故胸脘满闷,上逆则呕恶痰涎。

【治则】燥湿化痰,降逆通络。

【取穴】中脘。

【穴解】中脘为任脉之穴,任脉总任一身之阴,水液代谢也与任脉有关,故针刺任脉之穴可燥湿化痰。又中脘为胃之募,腑之会,能强脾胃,助运化,使痰湿无可生之机,痰湿祛则经络通,故头痛止。

【典型病例】

许某,男,45岁。

主诉:头痛多年,以前额为主。严重时满头作痛,并有胀感,恶心。曾在本地经各种方法治疗,均未见效。食欲尚好,经常大便干、小便黄。既往血压不高,伴胖面色赤,舌苔薄黄,脉弦数。证属阳明蕴热,夹气上扰,气血阻滞。经络不通所致。

取穴:中脘,1次显效,4次痊愈。患者自述本法优于其他方法。

中脘为任脉穴,为胃之募穴,刺中脘可泄胃中之实,导热下行,使气血和,经脉通,而头痛自止。

2. 肾虚头痛

【主证】头痛且空,每兼眩晕,腰痛酸软,神疲乏力,遗精,带下,耳鸣失眠,舌红少苔,脉细无力。

【分析】肾主藏精,生髓,脑为髓海,其主在肾,肾虚精髓不足,不能上营于脑,脑海空虚,头之血脉失于濡润,气血运行滞涩,故头脑空痛,眩晕耳鸣。腰为肾之府,肾虚则腰痛酸软,肾虚则精关不固而遗精,女子则带脉不束而带下,失眠,舌红少苔,脉细均是肾阴不足之征。

【治则】滋补肾阴,濡润脉道。

【取穴】灸百会、上星、关元。

【穴解】百会,上星,都为督脉之穴,百会又为三阳五会,与上星都位于头,可以引气血精髓上达于脑,营养脑络,促进血行。关元为补肾要穴,补关元可以滋补肾元,肾元足则脑髓得养,头痛自止。

【典型病例】

张某,男,52岁。

头痛连绵不已1年有余,且头晕,脑内发空,不能转侧,经常耳鸣,时重时轻,腰酸腿软,双手指及左下肢麻木。食欲欠佳,二便正常,舌苔白,脉沉细而滑。证属肾虚髓海不足,经脉失其濡润,经络不通则痛。

治则:补肾填精,通经活络。

取穴:百会,上星,关元。针灸并施。

患者灸百会后头痛即刻减轻,头脑有清醒之感。

第二次加神庭,头晕骤减。

后又灸关元以振奋元气,上濡煦清窍。共12次,1个月诸症消失。

3. 气血两亏

【主证】头痛头晕,遇劳则甚,神疲乏力,心悸怔忡,食欲不振,面色㿠白,舌淡苔薄白,脉细无力。

【分析】久病体衰,或失血过多,劳累过度,中气不足,清阳不升,清窍不利,肝血不足,营血亏虚不能上荣于头,脑脉失于濡润,气血运行涩滞,故头痛,头晕。劳则气伤,故劳累时更甚;中气不足,阳气不布,运化失职则神疲乏力,食欲不振,血虚心阴不足,则心悸怔忡,面色㿠白,舌淡苔薄白,脉细弱均是气血亏虚之征。

【治则】补养气血,促进气血运行。

【取穴】补中脘,灸神庭。

【穴解】脾胃乃后天之本,气血生化之源,而中脘为胃之募穴,故补中脘可以强健脾胃,促进气血生化。神庭为督脉之穴,督脉总督一身之阳,灸神庭可补阳,阳气盛则促进气血运行。神庭位于头前发际边,灸神庭可以改善气血运行,故两穴相配,补益气血,促进运行,从而头痛自愈。

【典型病例】

高某,女,15岁。

主诉:头痛两余月。病起于用脑过度,复加情志不遂,而致前顶胀疼两月余,时发时止,发则连及顶巅部胀痛不休,闷而不爽,夜寐欠佳,平素少食,二便尚可。苔薄白、脉右滑左弦滑。

辨证:证系脾胃失运,中阳不升,上不能温养清窍、中不能宣化五谷。

治则:通经活络。

取穴:神庭、合谷、中脘、足三里,共针 5 次而愈。

（六）瘀血头痛

【主证】头痛经久不愈,痛处固定不移,痛如锥刺,或头部有外伤史,舌质紫黯,或有瘀点、瘀斑,脉细或细涩。

【分析】久病入络,血瘀气滞,瘀血内停,阻塞脉络,或头部外伤,脉络受损,气血运行障碍,瘀于局部,故见头痛经久不愈,痛有定处,疼痛如刺。舌质紫,脉细涩,为瘀血内阻之征。

【治则】活血化瘀,温通经络。

【取穴】局部放血,或局部火针点刺。

【穴解】放血是笔者常用的针刺方法,把放血归于"强通法"。通过刺络出血,可使瘀血祛除,经络疏通,从而头痛可止。

此外,曾用火针治疗几例脑震荡后遗症,伴有严重头痛的患者,疗效颇佳。

【典型病例】

李某,女,20 岁。

主诉:劳动时不慎跌倒,摔伤头部,当时昏迷数小时后苏醒,但头痛头晕,不敢睁眼、睁眼则旋转欲倒,恶心、呕吐,在当地医院治疗,症状改善出院,但头痛一直未停。体稍胖,面赤但无华,舌质黑黯,脉涩,证属瘀血停滞经络不通所致。

治则:局部放血。

1 次局部放血后症状稍减,继续局部放血,头痛稍减轻,但不全除。考虑该症瘀血日久,非温通则不化。改用火针刺局部,温通经络气血,而获效。

三、治痛腧穴文献记载

《甲乙经》

头痛:

> 孔最、阳溪、头维、人迎、足三里、丰隆、解溪、大都、商丘、少海、少泽、腕骨、攒竹、曲差、大杼、风门、天柱、三焦俞、谚语、承筋、承山、仆参、京骨、束骨、天池、大陵、中渚、清冷渊、消泺、丝竹空、颔厌、悬颅、悬厘、率骨、天冲、头窍阴、本神、阳白、目窗、承灵、脑空、风池、外丘、足窍阴、中极、天突、命门、神道、风府、囟会、神庭、水沟。

偏头痛:

> 颔厌、悬厘。

头顶痛:

> 京骨、脑户、后顶、百会。

头项痛:

前谷、支正、通天、大杼。

颈项痛：

　　飞扬、昆仑、涌泉、天井。

颈痛：

　　阳池、风池。

项痛：

　　玉枕、昆仑、至阴、液门。

额痛：

　　足三里、太白、章门。

眉头痛：

　　攒竹、头临泣。

《外台秘要》

头痛：

　　鱼际、合谷、温溜、头维、足三里、人迎、少泽、前谷、睛明、束骨、京骨、委中、曲差、通天、玉枕、天柱、大杼、三焦俞、涌泉、大陵、中渚、液门、清冷渊、消泺、头窍阴、外关、目窗、承灵、脑空、悬颅、颔厌、天突、听会、曲泉、支沟、神庭、囟会、强间、风府、神道、命门。

厥头痛：

　　孔最、阳溪、丰隆、商丘、天柱。

头眩痛：

　　解溪、通里、后溪、支正、昆仑、飞扬、承筋、风门、丝竹空、侠溪、本神、风池、关元。

风眩头痛：

　　小海、肾俞。

头半边寒痛：

　　玉枕。

风头痛：

　　攒竹、哑门。

眉头痛：

　　攒竹、肝俞、头临泣。

头额痛：

　　耳门、天髎。

偏头痛：

　　颔厌、悬厘、后顶。

额颅痛：

足临泣。

风头耳后痛：

完骨。

风眩目眩颅上痛：

后顶。

小儿食晦头痛：

谚语。

《资生经》

循眉痛：

肝俞、攒竹。

癫疾头痛：

委阳、飞扬、委中、昆仑、五处、束骨、天冲、身柱。

痰疟头痛：

大杼。

目眩头痛：

承光、束骨、大杼、三焦俞、四白、涌泉、液门、丝竹空、百会、后顶。

风眩头痛：

承光、风门、解溪、玉枕、关元、天牖。

头重头痛：

跗阳。

头重颜痛：

太白。

小儿食时头痛：

谚语。

头中寒痛：

玉枕。

额颅中痛：

龈交。

风头引颔痛：

上星。

头顶瘈痛：

脑空。

头顶偏痛：

正营。

脑风头痛：

手上廉、少海、玉枕、哑门。

枕骨合颅痛：

足临泣。

脑两角眩痛：

率谷。

面皮赤痛：

悬厘、悬颅。

额颅上痛：

后顶。

《铜人》

头痛：

鱼际、合谷、阳溪、温溜、四白、丰隆、大杼、胆俞、昆仑、天池、大陵、关冲、瞳子髎、天冲、头窍阴、完骨、阳白、风池、足窍阴、郄门、神道、哑门、风府、强间、百会。

脑风头痛：

上廉、少海、玉枕、灵墟、脑空。

目眩头痛：

解溪、通里、支正、三焦俞、液门、中渚、丝竹空。

头偏痛：

头维、颔厌、悬颅、悬厘、正营、后顶。

痎疟头痛：

腕骨。

风眩头痛：

承光。

头顶痛：

曲差。

头旋脑痛：

天柱。

循眉头痛：

肝俞。

头重颠痛：

飞扬。

枕骨合颅痛：

临泣。

风发脑两角强痛：

率谷。

《针灸大成》

颈额肩臑肘臂外后廉痛：

　　小海。

额颅上痛：

　　后顶、龈交。

头痛：

　　孔最、鱼际、合谷、阳溪、温溜、上廉、四白、头维、足三里、丰隆、解溪、青
　　灵、少海、通里、少泽、腕骨、睛明、眉冲、五处、玉枕、天柱、胆俞、三焦俞、
　　小肠俞、谚譆、昆仑、京骨、涌泉、天池、大陵、关冲、液门、中渚、消泺、颅
　　息、禾髎、丝竹空、瞳子髎、悬颅、天冲、目窗、承灵、脑空、风池、足窍阴、
　　关元、鸠尾、命门、神道、风府、脑户、强间、囟会、上星、神庭。

偏头痛：

　　合谷、丝竹空、颔厌、悬颅、悬厘、风池、后顶。

头顶痛：

　　曲差。

顶肿痛：

　　前顶。

头项痛：

　　肺俞、束骨、头窍阴、正营、肩井。

头两角痛：

　　曲鬓、率谷。

枕骨后颅痛：

　　头临泣、足临泣。

颔痛：

　　跗阳。

颔痛：

　　足三里、束骨、头窍阴。

脑皮肤痛：

　　内庭。

《针灸集成》

头痛：

　　孔最、列缺、太渊、鱼际、二间、合谷、阳溪、温溜、下廉、上廉、曲池、头维、
　　足三里、丰隆、解溪、青灵、少海、通里、腕骨、支正、睛明、攒竹、曲差、五
　　处、天柱、大杼、风门、肝俞、胆俞、三焦俞、昆仑、申脉、金门、京骨、束骨、

足通谷、天池、大陵、中冲、液门、中渚、消泺、颅息、禾髎、丝竹空、瞳子髎、悬颅、天冲、浮白、完骨、阳白、目窗、正营、承灵、脑空、风池、足窍阴、命门、神道、哑门、风府、强间、百会、囟会、上星、神庭。

偏头痛：

列缺、太渊、合谷、丝竹空、颔厌、悬颅、悬厘、风池、后顶。

头顶痛：

后溪、曲差。

头角痛：

曲鬓、率谷。

头项痛：

玉枕、头窍阴、肩井、阳辅。

头额痛：

龈交。

《医宗金鉴》

头痛：

合谷、阳溪、解溪、足窍阴、风府、哑门。

目眩头痛：

脑空。

偏正头痛：

列缺、太渊、脑空、风池。

风头痛：

头维。

《备急千金要方》

头痛：

孔最、鱼际、温溜、头维、人迎、丰隆、内庭、太白、通里、少泽、前谷、后溪、小海、攒竹、五处、承光、通天、玉枕、天柱、大杼、风门、三焦俞、肾俞、委阳、委中、谚谉、承筋、飞扬、跗阳、昆仑、京骨、束骨、足通谷、涌泉、大陵、关冲、液门、中渚、消泺、天牖、瘈脉、和髎、丝竹空、颔厌、悬颅、悬厘、天冲、完骨、头窍阴、头临泣、目窗、脑空、阳陵泉、外丘、曲泉、关元、鸠尾、命门、神道、身柱、陶道、脑户、强间、后顶、前顶、囟会、神庭、水沟。

第二节　颜面、五官痛

一、目痛

眼睛的疾患多数伴有疼痛的症状，疼痛可给视觉带来很大的障碍，因此，在治疗眼科疾病中止住疼痛,对整个疾病的治愈具有举足轻重的作用。笔者在临床实践中观察到针灸在阻断目痛方面具有显著疗效。

（一）青光眼（五风内障）

【病因病机】青光眼相当于中医学中的绿、青、黄、乌、黑五风内障。中医认为此病的发生多与七情过伤有关。如《证治准绳》指出:"阴虚血少之人,及竭劳心思,忧郁忿恚,用意太过者,每有此患。"《审视瑶函》亦指出:"绿风内障的发病,虽曰头风所致,亦由痰湿所致,火郁忧思忿急之故。"平素肝胆火炽,每因情绪激动,诱发肝胆之火夹风痰上扰清窍;或素禀阴虚火旺,常因劳神过度,耗伤真阴,虚火上炎,热而生风,风火相煽,致气血不和,神水循环阻滞,瞳仁散大,酿成本病。

【主证】急性者,骤然发作,头痛或偏头痛,痛如斧劈,眼珠胀痛如脱,痛连眼眶,视灯光有红绿色圈,视力急剧下降,伴见恶心呕吐、恶寒发热、小便赤涩或口苦咽干、耳鸣、耳聋、舌质红、脉弦数。

【治则】平肝逆泻火邪,调和气血,通经活络。

【取穴】四神聪、曲池、合谷、太冲。

【穴解】本病乃肝胆火盛,火性上炎,四神聪位于头之巅,可以疏泻肝火之上逆;曲池穴行气行血,泻曲池穴可清泻肝胆,通利目络;合谷,太冲相配名为"四关穴",具有平肝息风、通经活络,调和气血之动,与上两穴相合,共治五风内障。

当头痛如裂,目痛如脱急剧发作时,可急泄内迎香出血,改善症状可立竿见影,对保护视力具有较强的作用。否则,时机已过,视力丧失,终不可逆。

笔者曾治疗数例慢性原发性青光眼,体会到针刺曲池穴对降眼压有一定的作用。继发性青光眼,如虹膜睫状体炎继发青光眼,但由于治疗不够及时,而疗效不佳。

（二）结膜炎（暴发火眼）

【病因病机】结膜炎是一种传染性疾病,中医学又称它为"天行赤眼",民间俗称之为"暴发火眼"。中医认为此病乃由肝胆火炽,时气毒邪内侵,脉络受之,郁而发热、气血壅滞所致。

【主证】病初起,自觉眼痒,继而眼目红赤、白睛瘀血、磨痛难忍、畏光羞明、流泪、胞肿头痛、眵多黏结,或伴有发热,咽喉痛、流涕、舌红苔黄、脉数。

【治则】清热解毒,通络明目。

【取穴】耳尖放血,严重者加太阳放血,内迎香放血。

【穴解】暴发火眼为火热阳邪所致之患,放血疗法可以使邪热从血而泻,达到清热凉血、明目的目的。

【典型病例】

例1 赵某,男,54 岁。

主诉:左眼红肿痛两天。两天前左眼开始发痒磨痛,半日后出现白睛红赤,眼泡肿起,磨痛难忍,眵多粘结,流泪,怕光。曾点氯霉素眼药水无效,于是来本院就诊。

治则:清热凉血,通络明目。

取穴:左耳尖放血,太阳放血。

术后疼痛即减,可以上班工作,连针 3 次左眼痛止,红退,肿消痊愈。

例2 朴某,女,27 岁。

主诉:双眼胀痛,干涩 1 年余。

病史:患者自 1 年前开始出双眼干涩,胀痛,易疲劳,伴眼周发紧,到某医院就诊,查眼底,测眼压(-),曾经用眼药水效不显,伴鼻干、咽干、口干喜饮,另自两年前出现小腹部隐痛,发热感,带下量多色黄,有时腰骶胀痛,全身不固定麻木、刺痛感,大便干,小便黄。

望诊:舌黯紫,苔白少。

切诊:右脉沉细、左沉滑。

病因:郁火伤肝。

辨证:阴虚津亏,气滞血瘀。

治则:滋水涵木。

取穴:①肝俞、肾俞、环跳。

②百会、上星、中极、关元、睛明、太阳、合谷、太冲、三阴交。

刺法:①点刺;②毫针刺。

经 5 次治疗,症情痊愈。

二、鼻痛

(一) 鼻疖

此病属于中医学"鼻疔"的范围,系鼻前庭毛囊局部性炎症。

【病因病机】 肺开窍于鼻,肺经壅热,上攻鼻窍,气血壅滞,结聚不散而为疖肿。热邪结聚于鼻窍,可致壅肿,热为阳邪故可见红肿热痛,头为诸阳之会,肺主皮毛,若实热之邪上扰清窍,伏留肺经则可见头痛,恶寒发热。

【临床表现】 鼻前庭或鼻尖部皮肤红肿,疖肿可以单发或多发,具有一般疖肿的症状,局部可红、肿、热、痛,成脓时发跳痛,成熟后疖肿有脓头结痂而愈。重者伴有头痛,寒战,发热。

【治则】 清肺解毒,活血通络。

【取穴】 病灶局部放血。

【穴解】局部放出恶血,火热邪毒随血而泻,则结聚散,经络通,气血行,疼痛相应而解。

（二）鼻前庭炎

此病系鼻前庭皮肤弥漫性炎症、属"鼻疮"范畴。

【病因病机】肺经外受风热,脾胃功能失调,湿热内蕴,风湿热交争上攻鼻窍,发为此病。鼻窍受风湿热三邪所侵,故可见痒、热、痛,郁邪久留不去,蒸蚀肌肤,可见糜烂皲裂,鼻毛脱落。此外,手指挖鼻,分泌物刺激及外伤染毒亦可引起此病。

【临床表现】鼻前庭部红肿,刺痒灼痛,表面有浅在糜烂或破裂或敷以脓痂或鼻毛脱落,严重者前鼻孔被堵塞影响呼吸。

【治则】清热解毒,散风利湿,疏通气血。

【取穴】病灶局部放血。

【穴解】同前。

三、牙痛

牙痛一证,临床上很常见,其疼颇剧,常影响患者饮食和睡眠,耽误工作,针灸治疗牙痛每每起到立竿见影的效果。

【病因病机】手足阳明脉分别入上下齿,大肠、胃腑有热,或风邪外袭经络,郁于阳明而化火,火循经上炎而引起牙痛。肾主骨,齿为骨之余,肾阳不足,虚火上炎亦可引起牙痛,亦有多食甘酸、口腔不结,垢秽蚀齿而作痛的。临床表现为:

（一）风火牙痛

【主证】牙痛甚而龈肿,并形寒身热,舌苔薄白,脉浮数。

【治则】散风清热,疏通牙络。

【取穴】合谷,外关,风池。

【穴解】《四总穴歌》中有:"面口合谷收"。合谷为阳明经穴,止牙痛有奇效。本型牙痛为风火所致,故配以疏散风热之穴外关,风池以协同奏效。

（二）胃火牙痛

【主证】牙痛剧烈、牙龈红肿、口干燥、口臭、尿黄赤、大便秘结、舌红、苔黄、脉弦数。

【治则】清胃凉血,通调牙络。

【取穴】上牙痛取内庭,下关,颧髎;下牙痛取合谷,下关,颊车,大迎。

【穴解】上齿为足阳明所主,故上牙疼痛取内庭,此乃上病下治,可达循经远刺止疼之意,内庭又是胃经荥穴,属水,刺内庭又有以水抑火之功。下关,颧髎亦为局部沿经近刺,以疏通局部气血,助内庭之力。

下齿为手阳明所主，故下牙疼取合谷，循经远刺以泻其邪，又取下关、颊车、大迎以调畅局部之气血，助合谷之效，共奏清泻风火、疏通经气的作用。

（三）肾虚虚火牙痛

【主证】牙痛隐隐，缠绵不愈，时作时止，牙齿浮动，牙龈色淡萎缩，时觉烦热，舌红少津、脉细数无力。

【治则】滋阴泻火，疏通气血。

【取穴】太溪，行间。

【穴解】齿为骨之余，由髓所养，而肾主骨生髓，肾虚髓不足，水不涵木，肝阳上亢，虚火上炎而致齿痛，故取太溪以滋补肾水，后以平肝之行间，行间为肝经之荥穴，属火，具有清泻肝火之功，两穴相配一滋肾水，一泻肝火，肾水足，肝火平则气血调，而牙痛自止。

【典型病例】

张某，男，54岁。

主诉：牙疼1月余，咀嚼时加重，食欲不振，二便正常，痛甚影响睡眠，舌苔粗黄脉弦而少滑。

辨证：年逾五旬，阴精不足，虚火上炎，以牙络气血逆乱壅滞造成牙痛。

治则：宜滋阴制火，疏通牙络。

取穴：太溪，合谷，下关，颊车，行间。

共针4次而愈。

按：针灸治疗牙疼有很好的疗效。体会到在治疗时必须辨经论治，上牙取足阳明胃经穴，下牙疼则取手阳明大肠经穴，并配合局部用穴，以通调脉络。在临床实践中我们发现：针灸对实火之牙痛有很好的疗效，对于龋齿牙痛针灸虽然亦有疗效，但不能根治，止痛后还应介绍患者到口腔科治疗。

四、嘴痛

（一）口唇痛

口唇痛虽不是什么严重疾患，但发作起来疼痛难忍，说话饮食均有妨碍，有必要探讨一下对此病的治疗。

【病因病机】从生理功能上讲，脾主唇四白，若脾湿不运，湿热蕴脾，则可出现唇肿痛。从经络走行上看，手阳明大肠经"入下齿中，还出挟口，交人中，左之右，右之左"。足阳明胃经"入上齿中，还出挟口环唇，下交承浆"。足厥阴肝经"从目系下颊里，环唇内"。可见大肠、胃、肝三经都与口唇密切相关。所以此三个经脉不利皆可引起口唇痛，若饮食不节，过食肥甘，致肠胃蕴热，热灼经脉，经脉不利，可致唇疼；若情志不遂，肝气郁滞，也可引起唇痛。

【临床表现】

1. 脾胃蕴热

【主证】口唇疼痛,甚至起疱,口干舌燥,嗳气吞酸,舌红,苔薄黄、脉滑。

【治则】清泻脾胃,疏理气血。

【取穴】大迎、合谷、内庭。大迎挑破放血。

【穴解】针合谷、内庭以清泻脾胃之热,大迎放血可清调局部气血,使热随血散,更助清泻实热之功。

2. 肝气郁滞

【主证】口唇干疼,时觉窜疼,甚则口唇抽疼,善怒,两肋发胀,脉弦。

【治则】疏肝理气,通络止痛。

【取穴】太冲,重刺激,久留针。

【穴解】太冲为足厥阴肝经之原穴,用重刺激泻太冲,以疏调经气而止痛。

【典型病例】

例 杜某,男,62岁。

主诉:右下唇疼3年。3年前于拔牙后出现右下唇疼,一动则疼,妨碍洗脸,影响睡眠,口干舌燥,大便秘结,小便黄,舌红苔薄黄,脉弦滑。

辨证:此病乃由热邪乘拔牙之际入于阳明,加之拔牙引起局部脉络壅滞,使得阳明经脉不利,口唇局部气血滞涩,故成此患。

治则:拟通阳明之脉,调口唇气血。

取穴:合谷,内庭,二间,大迎放血。

针后唇痛大减,经连续3次治疗而痊愈。

按:在临床实践中体会到,口唇痛不能直接刺唇部,应采用辨经论治、循经取穴治疗。

(二)口舌生疮

口舌生疮是舌面、舌边、舌尖溃疡,其痛难忍,影响进食和饮水,针灸对此病有良好的止痛作用。

【病因病机】本病主要是由于情志过激或嗜食辛辣之品造成心火亢盛。心开窍于舌,舌为心之苗,故心火上炎于舌,使舌之气血壅塞,脉络阻滞,热腐生疮,疼痛不堪。

【临床表现】舌面或舌边、舌尖一处或多处出现圆形或不规则形的疮面,疼痛不敢被触及,吃饭和饮水时疼痛加剧,以致妨碍饮食、伴有心烦、口干渴、溲赤、舌质红、脉数。

【治则】清泻心火,疏通舌络。

【取穴】劳宫。

【穴解】劳宫为手厥阴心包经之穴,心包代心主用事,故心包之穴可以治心之患。劳宫又为荥穴属火,荥主身热,可以泻火,故取劳宫穴可以达到清泻心火,疏通舌络止痛之功。

【典型病例】

例1 赵某,女,27岁。

舌尖溃烂4天,疼痛,说话不利,不能吃咸味食品,遇咸味刺激则疼痛难忍。食欲不振,大便干,小便赤,月经正常。以往曾发生几次舌溃烂疼痛多在月经期间。脉滑数,舌尖红赤有溃疡之处。

辨证:证系阴虚于下,虚火上炎。

治则:泄火引热下行。

取穴:劳宫。

穴解:同前。

例2 刘某,女,61岁。

主诉:反复口腔溃疡1年余。

病史:1年前开始反复口腔溃疡,经多种治疗效果均不显,就诊时可见其舌面及两颊处白色溃疡面,疼痛难忍,伴口干,发涩,全身怕冷,脚心潮热,有时全身燥热感,夜间汗出多,纳眠可,二便调。

望诊:舌黯淡,苔白稍厚。

切诊:脉滑。

辨证:阴虚火旺。

治则:滋阴降火。

取穴:劳宫,涌泉,照海。

刺法:毫针刺。

经3次治疗痊愈。

例3 王某,女,45岁。

主诉:口腔溃疡反复发作7年。

病史:7年前,因为发热而出现口腔溃烂,经治疗后症状好转,但反复发作,且日渐加重,近来整个口腔呈黄白色溃疡面,因疼痛不能说话,不能进食,身体日渐消瘦,二便正常。

望诊:面黄无华,舌质红,苔薄白。

切诊:脉沉细无力。

辨证:素体虚弱、虚火上炎,耗损阴液。

治则:养阴清热,泻火祛腐。

取穴:劳宫、照海。

刺法:以毫针刺入穴位,先补后泻,先针照海穴行九六之补法,后针劳宫穴行九六之泻法。留针30分钟。

针后 4 小时,病人疼痛大减,可进食水,次日,已能说话;2 诊后,溃疡面缩小,疼痛轻微;6 诊后,溃疡面痊愈。

例 4 李某,男,27 岁。

主诉:反复发作口腔内溃烂 20 余年。

病史:患者自幼大便干结,常发生口腔内及舌体溃烂,服用泻火药方能治愈,现年龄渐大,偶有大便干结,则发口腔糜烂溃疡,服用泻火药物后效果已较前差。现颊内黏膜上及舌中溃疡各 1 处,疼痛,不敢咀嚼食物,口臭,大便干结,小便黄亦。

望诊:身体壮实,面色红润,舌质红,舌苔黄、乏津液。

切诊:脉弦滑。

查体:颊内黏膜上溃疡似黄豆大,舌体中心部溃疡似红豆大,溃疡中心凹陷,色呈鲜红,伸舌时流口水,疼痛。

辨证:此乃阳盛之人,心胃火盛,循经上炎于口所致。

治则:清热泻火,养阴解毒。

取穴:劳宫、照海、内庭。

刺法:以毫针刺入俞穴 5 分深,先针内庭、劳宫,行九六之泻法,再针照海,行九六之补法。留针 30 分钟。

针后当日大便 1 次,疼痛减轻;2 诊后,疼痛消失,溃疡面愈合,再针 1 次,巩固疗效。

【附重舌 1 例】 费某,女,60 岁。

舌下方生一肿物如枣大,红肿,疼痛,影响说话及咀嚼已 1 周。平时喜食辛辣之物,并有饮酒嗜好。脉滑数。患者体胖,舌质红,苔薄黄,舌下稍偏右侧有一肿物如枣,色红赤坚硬。

辨证:证系胃有虚热,气血郁结所致。

治则:泄胃热,散郁结。

取穴:肿物局部三棱针放血,点刺 5 针,放出恶血数口,顿时消退。

(三) 舌肿(痛)

舌肿是指舌体肿大或舌根下生小舌,以致舌体疼痛,口不能言等症。

【病因病机】 本病的发生主要是由于七情郁结、心火暴盛;或过食辛辣厚味之品,胃腑蕴热,热邪循经上炎,壅滞于经络,耗伤阴血,气血不畅,舌窍失养而发生舌体肿大疼痛等症。

【临床表现】 舌体肿大或舌下生有小舌,有时舌体肿大塞口,不能掉转,重时口不能言,饮食难入,疼痛难忍,口流涎水,大便干,小便黄,舌质红、苔黄、脉滑数。

【治则】 清热泻火,通经活络,调和气血。

【取穴】 金津、玉液、阿是穴。

【刺法】 以锋针缓刺放血。

【典型病例】

例1 潘某,女,51岁。

主诉:舌肿痛1天。

病史:1天来舌部肿痛,舌根部尤为明显,连及咽部不适,咀嚼和说话时均感不便,吞咽时亦感费劲。曾服用消炎药及牛黄解毒丸,无效。食欲不振,口臭、口干渴欲饮,大便干,小便黄。

望诊:面色红润,舌体肿胀,舌苔黄。

闻诊:说话吐字欠流利。

切诊:脉滑数。

辨证:心胃蕴热,循经上炎,气血壅滞,经络不畅。

治则:清热泻火,通经活络,调和气血。

取穴:金津、玉液。

刺法:以锋针缓刺穴位放血。操作时,患者坐位,口大张,医者左手持消毒纱布一块,捏住舌体,向外上方牵引,暴露穴位,右手持锋针缓刺穴位出血,患者吐出恶血后,以净水漱口即可。

患者针治后,当晚即感觉舌体肿疼减轻,运动较前灵活,共针治3次,诸症消失,病霍然而愈。

例2 费某,女,60岁。

主诉:舌下方肿物疼痛1周。

病史:舌下方生一肿物,如枣大,红肿疼痛,影响说话及咀嚼已1周。平时喜食辛辣之物,并有饮酒嗜好。

望诊:患者体胖,面微红,舌质红,苔薄黄,舌下稍偏右侧有一肿物如枣大,色红赤,坚硬。

切诊:脉滑数。

辨证:心胃蕴热,循经上炎,气血壅滞,郁而为结。

治则:清热泻火,通调气血,散结通络。

取穴:阿是穴(肿物局部)。

刺法:以锋针速刺肿物局部5针,放出恶血数口,肿物顿时消退。

针刺后,患者即感觉疼痛减轻,次日即敢说话及咀嚼食物,肿物消失。

【按语】 舌肿一病,病位在心,心属火,故舌肿多与心火炽盛有关,舌为心窍,位居口腔之中,脾开窍于口,与胃相表里,吃入食物,口先受之,再传入脾胃,故舌肿一病多兼有口臭口干等症,故实为心胃火盛合邪致经脉气血壅滞而发病。

关于舌肿病名,最早出自《诸病源候论》一书,本病又名为舌胀,舌胀大,与七情郁结,心火暴甚关系最大,症见舌渐肿大满口,坚硬疼痛,影响语言及进食。关于舌下生小舌之症象,严格说来,应当称之谓重舌,此病名出自《灵枢·始终》,又名子舌、重舌风、莲花舌,与心胃火盛有关。症见舌根下血脉胀起,形如小舌,或红或紫,疼痛难忍,口流涎、不欲进食。考虑到舌肿和重舌均发病舌部,且从临床观察,多属心胃火盛,其治疗上又均以放血之法以达清热泻火之目的,故从广义角度,将其二者全为一病,因其均有肿痛之症,故称为舌肿病一并论述,以减其繁。

在治疗方面,火热之病耗气伤津最为迅速,故应以锋利针刺舌根下之金津、玉液、病灶局部(阿是穴),使之放出恶血,祛除邪热,通其壅滞之经络,调和气血而达却病之目的。

五、耳痛

(一) 耳痛

耳痛是指耳窍内疼痛的病证,在临床上主要见于化脓性中耳炎等症,单独以耳痛为主而无他症者较少。

【病因病机】 风热湿邪侵袭,引动肝胆之火,邪热结聚耳窍;正气虚弱,久病体虚,脾运失健,水湿内生,泛滥耳窍;先天不足、劳伤肾精、耳窍亏虚、邪毒滞留,均可导致本病。

【临床表现】 耳内部疼痛,呈烧灼感或放电样,尤其急躁时疼痛加剧,舌质黯红,少苔,脉弦细数。

【治则】 滋阴平肝,通络止痛。

【取穴】 少泽。

【刺法】 毫针。

【典型病例】

鲍某,女,59 岁。

主诉:右耳痛 5 月余。

病史:5 个月前无明显病因出现右耳内部疼痛,呈阵发性,尤其急躁时疼痛加剧,呈放电样,纳眠可,二便调。病人痛苦异常,曾多方求治未见效果,经他人介绍才来求治。

望诊:舌质淡黯,苔白。

切诊:脉弦。

西医印象:无菌性中耳炎。

病因:肝阴虚。

辨证:肝胆火旺,灼伤耳络。

法则:滋阴平肝,通络止痛。

取穴:少泽、阿是。

刺法:毫针。

疗效:患者后来介绍他人来治病时说,针刺 1 次后耳痛即明显缓解,针 3 次后症状完全消失。

分析:"人年四十,而阴气自半。"患者已年过四十,阴血已亏,水不涵木,肝火时旺,胆与肝相表里,胆络于耳,肝火循胆经灼于耳,故出现耳痛。治疗此病,选取少泽、阿是以滋液熄火、通络止痛,标本兼得,其效如桴鼓。

(二)耳轮痛

耳轮痛是指耳郭上的耳轮和对耳轮处的疼痛,它虽然不算什么大病,但发作起来,疼痛难忍,痛苦万分。针灸是这种病的最佳治疗方法。

【病因病机】 患耳轮痛者大多其本已虚,又兼抑郁恼怒,致以经气无以上达于耳,耳轮之经脉闭阻不通,发为疼痛。

【临床表现】 耳轮疼痛,严重者疼痛难忍,不可手摸,耳轮发红,或者有结屑。

【治则】 补益肾气,疏通耳部经络。

【取穴】 涌泉,太溪,手法宜补不留针。

【穴解】 耳轮乃手少阳三焦经脉所过,象形于肾,为肾之窍。涌泉为肾之井穴,是经气之发源处,针刺涌泉可调节肾经经气,通过心包传注到三焦,使三焦气血通畅,因此,能治疗耳轮疼。太溪亦有滋阴补肾之功,共同起到补肾通经之效。

【典型病例】

赵某,男,55 岁。

主诉:左耳轮刺痛两天。两天前突然出现左耳轮刺痛,时发时止,间隔 2～3 秒发作一次,饮食、二便正常,舌质淡苔薄黄,脉弦细。

辨证:证乃禀素不足,阴亏于下,虚火上炎,耳之经脉受阻,不通而痛。

治则:滋阴降火,通经止痛。

取穴:太溪、涌泉、听宫。

针后疼痛立减,第二天又针一次疼痛完全消失。

按:对于此病的治疗,应抓住一个特点,即在取穴时要着眼于足部穴位,取足部穴位每见良效。这是对"上病下取"理论的一个很好的临床印证。

此外,在面神经麻痹初起时,常出现耳后周围痛,针刺翳风、风池具有很好的疗效。

六、咽喉痛

咽喉痛主要是指急慢性扁桃体炎,目前尚无特效疗法,但相比之下,针灸疗法见效更快,效果更好。

【病因病机】咽喉为肺胃所属,咽接食道而通于胃,喉连气管而通于肺。如因风热犯肺,热邪熏灼肺系,或因过食辛辣煎炒之品,引动胃火上蒸,津液受灼,煎炼成痰,痰火蕴结,皆可导致咽喉肿痛,肾阴亏耗,阴液不能上润咽喉,虚火上炎,灼于咽喉,亦可引起本症。

【临床表现】

1. 实热型

【主证】咽喉肿痛,高热,口渴引饮,头痛口臭,痰稠黄,大便干结,小便黄,苔黄厚,脉洪数。

【治则】清泻肺胃,利咽通络。

【取穴】翳风、合谷用泻法,少商、商阳点刺出血。如红肿甚者可用三棱针刺破肿大之乳蛾,咯出恶血肿即消退。

【穴解】咽为肺之关,肺与大肠相表里,故咽痛可以点刺少商、商阳,泻其肺与大肠之热。翳风、合谷可清火泻热,是治疗咽喉疼痛有效之穴,有清利咽喉之作用。

2. 虚热型

【主证】咽喉稍见红肿,疼痛较轻,口干舌燥,颊赤唇红,手足心热,舌质红,脉细数。

【治则】滋阴降火,清利咽喉。

【取穴】照海,太溪,列缺。

【穴解】肾经入肺中,循喉咙,故肾阴不足,虚火上炎,熏蒸咽喉而致疼痛。取照海、太溪益肾阴,又金生水,水可制火,故取列缺调肺金,生肾水,肾水充足,才能控制上炎之虚火,咽喉疼痛渐消。

【典型病例】

例1 胡某,女,26岁。

主诉:咽喉痛两月余。两个月前患感冒时出现咽喉肿痛,经抗感治疗感冒虽好,但咽痛仍在。两个月来咽喉一直隐隐作痛,干涩发胀,咽部微红,口干舌燥,手足心热,舌干红少苔,脉弦滑。

辨证:此病乃属热病灼阴,肾阴不足,少阴虚火上灼于咽喉所致。

治则:滋阴降火,清利咽喉。

取穴:少商,商阳点刺放出血。照海、太溪、列缺。

针过两次,病人自述咽痛好转,咽喉不像以前那样干涩。再针两次,一切症状消失。

例2 黄某,男,56岁。

主诉:咽喉干痛7年。

病史:7年前因用嗓过度,出现咽喉干痛,经多方求治,效果不显,诊为慢性咽炎,伴有说话不畅,有时便秘,纳可,寐安,小便尚调,口不渴不欲饮。

望诊:舌质黯淡有齿痕,苔白。

切诊:脉细数。

既往史:腰外伤。

药敏史:青霉素。

辨证:阴虚津亏。

治则:养阴生津。

取穴:承浆、天突、人迎、照海、合谷、液门、阿是。

刺法:毫针。

二诊:诉针后3天觉咽喉舒适,又有(过敏性)鼻炎,求治,针同前加上星、印堂、迎香。

例3 刘某,女,33岁。

主诉:咽痛1年。

病史:患者自1年前因过食辛辣之品而出现咽部疼痛、干涩,食辛辣之品后症状加重,伴耳胀、耳鸣,纳可,眠差、多梦、二便调。

望诊:舌黯、苔薄白。

切诊:脉细弦。

西医印象:慢性咽炎。

分析:患者过食辛辣之品,损伤脾胃,耗伤阴液,阴虚不制阳,虚火上炎,咽部失养,故疼痛。

辨证:阴虚火旺。

法则:滋阴降火。

取穴:①天突、液门、合谷、太溪、照海。

②局部。

刺法:①毫针。

②火针。

七、三叉神经痛(颜面痛)

三叉神经痛是一个非常棘手的病,而针灸对它却有一定的疗效。下面介绍中医对三叉神经痛的认识及针刺治疗。

【病因病机】风寒之邪袭于阳明筋脉,寒性收引,凝滞筋脉,血气痹阻,遂致面痛。或因风热毒邪,浸淫面部、影响筋脉气血运行而致面痛。《张氏医通》云:"面痛……不能开口言语,手触之即痛,此是阳明经络受风毒,传入经络,血凝滞而不行。"

【临床表现】 三叉神经痛发作突然,呈阵发性放射性电击样剧痛,如撕裂、针刺、火灼一般,患者极难忍受。每次疼痛时间很短,数秒钟至数分钟后自行缓解,但连续在数小时或数天内反复发作。疼痛部位以面颊上下颌部为多,额部较为少见。疼痛常有一起点,可因吹风、洗脸、说话、吃饭等刺激此点而发作。

【治则】 疏风散邪,通理面络。

【取穴】 天枢,或局部火针点刺。

【穴解】 三叉神经痛的部位为阳明经之分野,所以治当以阳明经穴为主,天枢为足阳明胃经穴,又为手阳明大肠之募穴,故调节阳明经脉之功效甚强,刺天枢可祛阳明之邪,疏阳明之经气,从而面颜痛可愈。火针温通、止通消肿。

如患者面部出现水肿时,可用火针点刺水肿之处。水肿很快消退,且有止痛作用。

【典型病例】

例1 田某,女,42 岁。

主诉:自 1968 年患右颜面神经麻痹,痊愈后开始疼痛,痛如烧灼,抽搐,持续性疼痛,曾经针灸治疗无效。后又用电针、理疗及服中西药治疗均无效。以往每次发作须持续 1 年的时间,疼痛止后,间歇一段时间,然后又作。近几年来犯病较重,发作时如电击一样放射性疼痛,继之不能张口纳食,说话障碍,扳机点明显。

望诊:面黄,舌苔白。

切诊:脉沉细。

辨证:证系脾胃虚弱,面部所受风寒之邪未净阻滞经络,不通则痛。

治则:调理肠胃,温通经气。

取穴:天枢。

穴解:同上述。

疼痛局部火针治疗,以温通经脉,正气充气血和则痛自止。

例2 王某,女,66 岁。

主诉:右侧面颊疼痛时作十余年。

病史:1983 年开始出现右侧面颊疼痛,呈阵发性针刺样痛,吃饭及说话时痛重,后予针灸、气功等治疗,1990 年曾一度好转,1991 年又开始加重,近日呈持续性,在外院诊为"三叉神经痛——第二支"。

望诊:舌黯红,苔白。

切诊:脉弦滑。

辨证:痰瘀阻络。

治则:活血通络。

取穴:①合谷、太溪(右侧)、左侧下关、内地仓。

②局部。

刺法:①毫针。

②火针。

疗效:经 5 次治疗,病情基本缓解。

例3 李某,女,36 岁。

主诉:右侧面痛 1 年余。

病史:患者自 2001 年 12 月 5 日不明原因出现右侧面部(近下颌部)疼痛,在某医院诊为三叉神经痛,未加治疗而自行缓解,2002 年 6 月又发作一次,未经治疗,今年 4 月份又出现右侧面痛,以颊部、眼眶下、太阳穴处、下颌角处为主,每因吃饭等诱发,持续半小时左右,去某医院予卡马西平口服,服后稍减,但因过敏而停药。后到某医院做头 MRI 正常,予局部封闭治疗,效果不佳;后到某医院针灸治疗,效不显。

望诊:舌红、苔白。

切诊:脉沉滑。

辨证:肝郁化火。

治则:解郁泻火。

取穴:①阿是。

②合谷、太溪。

刺法:①缪刺。

②毫针。

例4 田某,女,80 岁。

主诉:左侧面痛 1 月余。

病史:1 个多月前开始出现左侧面痛,每周数次,每因刷牙、吃饭等诱发,伴右侧上胸部窜痛,纳可、眠差、二便调,双下肢疼痛。

望诊:舌质红、苔黄腻。

切诊:脉弦滑。

辨证:痰瘀阻络。

治则:活血祛瘀,化痰通络。

取穴:阿是。

刺法:缪刺。

例5 郑某,女,72 岁。

主诉:右侧面痛 6 年。

病史:6 年前开始出现右侧面部刀割样疼痛,曾住院治疗,时轻时重,发作反复,持续时间不等,数秒至四十多分钟,因对西药过敏,故未服药,服中药 1 个多月后,现稍好转,呈针刺样疼痛,每天发作数次,纳差、眠差、大便干、小便调,局部怕凉。

　　望诊:舌淡黯、苔白。

　　切诊:脉沉紧。

　　辨证:风寒阻络。

　　治则:解表散寒,通络止痛。

　　取穴:①阿是。

　　　　　②左合谷、内庭。

　　刺法:①缪刺。

　　　　　②(龙虎交战法)毫针。

　　例6　李某,女,36岁。

　　主诉:右侧面痛1年余,加重十余天。

　　病史:去年4月份无诱因出现右侧面部疼痛,以面颊及右颌部明显,每因刷牙等诱发,呈放射性、过电样疼痛,每次持续4~10分钟。曾针3次痊愈,近十多天又出现右侧面痛,以右侧鼻翼及右口角旁为主,性质同前,每天数次,每次2~10分钟,纳可,眠差、二便调,伴月经不调2个月(每月两次)。

　　望诊:舌淡、苔白腻。

　　切诊:脉沉细。

　　辨证:湿热侵袭阴明经脉,气血不畅。

　　治则:通经止痛。

　　分析:患者素体喜辛辣之品,损伤脾胃,湿浊内生,郁而化热,阳明经脉"下膈属胃络脾",湿热之邪,循经上犯面部,面部气血运行不畅,不通则痛。

　　取穴:①局部。

　　　　　②阿是。

　　刺法:①火针。

　　　　　②缪刺。

　　例7　杨某,女,58岁。

　　主诉:右侧面痛十余年。

　　病史:患者自十余年前开始出现右侧面部疼痛,以右侧鼻翼旁、额部疼痛为主,时轻时重,在外院诊为三叉神经痛,服卡马西平过敏,后自服某医院自制药物后,疼痛减轻,但感头晕不适,胃脘发胀,纳少、眠可、二便调。

　　望诊:舌黯红、苔白厚。

　　切诊:脉滑数。

　　辨证:痰瘀阻络。

　　治则:活血祛瘀,化痰通络。

　　取穴:①局部。

②阿是。

　　③左翳风、听宫、右合谷、内庭。

刺法:①火针。

　　②缪刺。

　　③毫针。

八、治痛腧穴文献记载

《甲乙经》

颈痛:

　　足三里、跗阳、太白、玉枕、中渚、章门。

颔痛:

　　人迎、关冲、中渚、天牖、耳门、和髎、侠溪、上星。

颊颟痛:

　　中渚。

颊痛:

　　颊车、天窗、攒竹。

颐痛:

　　巨髎。

目痛:

　　三间、阳溪、下廉、曲池、四白、头维、前谷、后溪、阳谷、睛明、玉枕、天柱、谚语、照海、支沟、天牖、脑空、风池、上星、龈交。

瞳子痛:

　　阳白。

目内眦痛:

　　睛明、申脉、京骨、风池。

目外眦痛:

　　临泣、侠溪。

目下眦痛:

　　太冲。

鼻痛:

　　复溜。

鼻头颊中痛:

　　龈交。

口痛:

　　解溪、冲阳。

齿痛：
　　二间、三间、合谷、阳溪、温溜、曲池、少海、四渎、颧髎、曲鬓、浮白、完骨、龈交。
上齿痛：
　　阳谷、液门、上关、正营。
下齿痛：
　　大迎、下关、内庭、昆仑、商阳。
舌痛：
　　中冲。
咽喉痛：
　　天突、内庭、少泽、承山、涌泉、太溪、大钟、劳宫、膝关、天容。
耳痛：
　　曲池。
耳后痛：
　　完骨。

《外台秘要》
眼痛：
　　下廉、头维、四白、前谷、阳谷、玉枕、照海、中渚、脑空、龈交、上星。
目赤痛：
　　曲池、解溪、后溪、天柱、照海、脑户。
目眦急痛：
　　三间。
目内眦痛：
　　睛明、京骨。
目内系急痛：
　　玉枕。
目外眦痛：
　　侠溪、足临泣。
齿痛：
　　二间、三间、阳溪、偏历、温溜、手三里、曲池、冲阳、解溪、颊车、少海、小海、四渎、正营、浮白、完骨、听会。
上齿痛：
　　阳谷、耳门、液门、上关。
下齿痛：
　　商阳、内庭、大迎、下关。

喉痛：

    天窗、膝关。

喉嗌痛：

    风府。

嗌中痛：

    太溪、劳宫、内庭。

咽中痛：

    涌泉、大钟、膝关、璇玑。

喉痹热痛背胁相引：

    涌泉。

口癖痛：

    颧髎。

口热痛：

    冲阳。

耳痛：

    耳门、上关。

耳前痛：

    少商、曲池。

颐痛：

    跗阳、攒竹。

颌痛：

    太白、关冲、和髎。

颊痛：

    太白、天窗。

鼻孔中痛：

    复溜。

舌本痛：

    中冲。

两颧颥痛：

    中渚。

面皮赤痛：

    悬颅。

两角眩痛：

    率谷。

鼻头颌颥中痛：

龈交。

颈颔支满引牙齿口角不开急痛不能言：

曲鬓。

《资生经》

眼痛：

手下廉、四白、头维、少冲、阳谷、前谷、飞扬、心俞、谚谱、申脉、玉枕、攒竹、大陵、头窍阴、阳白、龈交、百会。

脑痛：

风府、上星、申脉。

目急病：

三间、阳谷、前谷、昆仑、玉枕、太冲、太阳。

目痛赤：

阳溪、曲泉。

赤瞳痛：

申脉。

目痛、视如见星：

照海、风池、天牖。

外眦赤痛：

侠溪、目窗、瞳子髎、悬厘、悬颅。

目锐眦赤痛：

悬厘。

目瞳子痛痒：

阳白。

目眦痛：

太冲。

两目眩痛：

率谷、曲泉。

下眦痛：

太冲。

内眦赤痛痒：

巨髎、四白、承泣、肝俞、睛明、风池、瞳子髎、龈交、上星、照海。

冷泪眼眦痛：

承泣。

目风痒赤痛：

人中近鼻柱。

齿痛：

　　曲池、商阳、阳溪、手三里、三间、内庭、冲阳、下关、大迎、少海、阳谷。

鼻痛：

　　复溜。

鼻准上肿，痛痛：

　　巨髎。

鼻顿上肿、壅痛：

　　巨髎。

颊痛：

　　巨髎、玉枕、攒竹、侠溪、龈交。

唇肿痛：

　　迎香、颧髎、厥阴俞、液门、角孙、四渎、上关、浮白、正营、听会、悬颅、曲
鬓、兑端、外踝高骨尖。

下牙齿痛：

　　商阳、下关、大迎、翳风、阳溪、液门。

牙关痛：

　　颊车。

牙车痛：

　　翳风、听会。

上牙齿痛：

　　耳门、目窗、正营、兑端。

风牙痛：

　　上关。

耳痛：

　　曲池、阳溪、下关、四白、天窗、关冲、中渚、悬颅、翳风、耳门、上关、颔厌、
百会、液门。

耳前痛：

　　少商。

颔痛引耳：

　　阳谷、腕骨、肩贞、侠溪、头窍阴。

风头耳后痛：

　　脑空、瘛脉。

口急痛：

　　三间。

口痛：

解溪。

口噼痛：

　　颊车、颧髎。

嗌痛：

　　内庭、劳宫。

喉咽痛：

　　天窗、膝关、风府。

咽痛：

　　胆俞、涌泉、大钟、中渚。

喉嗌痛：

　　劳宫、风府。

《铜人》

牙车引急头重痛：

　　和髎。

面肤赤痛：

　　悬颅。

目痛不能视：

　　玉枕、头窍阴、阳白。

眼中赤痛：

　　攒竹。

目眦急痛：

　　三间。

目内眦痒痛：

　　睛明。

目内眦赤痛：

　　风池。

喉咽中痛：

　　膝关、风府。

喉中痛：

　　天窗。

咽中痛：

　　内庭、胆俞。

颐上肿痈痛：

　　巨髎。

鼻多清涕：

前顶。

目内眦赤痒痛：

龈交。

目外眦赤痛：

瞳子髎、目窗。

目锐眦赤痛：

悬厘。

冷泪眼眦赤痛：

承泣。

目眩痛：

曲泉。

目睛痛不能远视：

脑户、上星。

目眩颈项强、急痛胸胁相引：

本神。

齿痛：

商阳、三间、手三里、冲阳、内庭、少海、阳谷、颧髎、液门、四渎、悬颅、

正营。

牙车疼痛：

颊车、翳风。

牙车急痛：

曲鬓。

齿龈痛：

兑端。

《针灸大成》

眉棱骨痛：

攒竹、瞳子髎。

颔痛：

阳辅。

颔颊痛：

曲鬓。

颊痛：

悬颅。

腮颊痛：

大迎。

面痛：

　　太渊。

目痛：

　　四白、头维、通里、睛明、玉枕、昆仑、横骨、丝竹空、瞳子髎、头窍阴、目窗、地五会、上星、水沟。

目眦痛：

　　至阴。

锐眦痛：

　　天井、悬厘、头临泣、阳辅。

牙痛：

　　太渊、商阳、二间、上关、少海、阳谷、颧髎、耳门、太溪、听会、悬颅、浮白、正营。

下牙痛：

　　三间。

龈痛：

　　劳宫、中冲。

喉痛：

　　人迎、水突、涌泉、浮白、曲泉。

耳痛：

　　翳风、颔厌。

《针灸集成》

眩晕痛：

　　肝俞。

颐痛：

　　跗阳。

目痛：

　　太渊、合谷、大迎、攒竹、玉枕、肝俞、至阳、大赫、石关、腹通谷、丝竹空、浮白、头窍阴、风池、光明、地五会、上星、龈交。

目眦痛：

　　三间、横骨、中注、商曲。

目内眦痛：

　　束骨。

目外眦痛：

　　天井、瞳子髎、悬厘、目窗。

牙痛：

太渊、鱼际、商阳、二间、合谷、阳溪、偏历、手三里、地仓、大迎、颊车、足三里、内庭、少海、阳谷、颧髎、厥阳俞、太溪、消泺、耳门、丝竹空、听会、上关、悬颅、浮白、正营、承浆、龈交。

下牙痛:

三间、四渎。

龈痛:

液门、兑端。

牙车痛:

翳风。

鼻痛:

脑空。

舌痛:

温溜、大陵、中冲、关冲、廉泉。

喉痛:

孔最、鱼际、合谷、髀关、内庭、天窗、胆俞、液门、太冲、膝关。

耳痛:

曲池、下关、肾俞、翳风。

《医宗金鉴》

耳聋痛:

侠溪。

齿痛:

太渊、鱼际、手三里、二间、三间、阳溪、地仓、小海、金门、液门、听会、足三里、申脉。

目痛:

头维、睛明。

咽喉肿痛:

阳溪、小海。

《备急千金要方》

目痛:

三间、阳溪、头维、前谷、阳谷、玉枕、昆仑、申脉、照海、大陵、率谷、阳白、头临泣、风池、太冲、曲泉、风府、脑户、上星。

目内眦痛:

承泣、四白、巨髎、睛明、肝俞、瞳子髎、风池、上星、龈交。

目外眦痛:

悬厘、侠溪。

目下眦痛：

　　太冲。

口痛：

　　大迎、颊车、下关、颧髎、解溪、翳风。

齿痛：

　　大迎、下关、商阳、二间、曲池、阳谷、颧髎、液门、四渎、翳风、听会、浮白、
　　完骨、正营。

舌痛：

　　尺泽、阳溪、少冲、间使、大陵、劳宫、中冲、关冲、天牖。

喉痛：

　　内庭、天窗、涌泉、大钟、劳宫、中渚、支沟、膝关、风府。

耳痛：

　　少商、阳溪、曲池、四白、下关、腕骨、阳谷、肩贞、天窗、复溜、关冲、液门、中
　　渚、翳风、瘈脉、颅息、耳门、上关、颔厌、头窍阴、完骨、侠溪、百会、龈交。

颔痛：

　　上星。

面痛：

　　巨髎、天窗、攒竹、玉枕、龈交。

第三节　颈　项　痛

一、落枕

　　落枕，又称颈部伤筋，多因睡眠姿势不当，或因露卧当风，局部经气不调，本
病是以颈部疼痛、活动受限为特征的一种疾病。

　　【病因病机】

　　1. 风寒侵袭，阻滞经脉，致局部经气不利而发病。

　　2. 睡眠姿势不当，局部气血失于调和而致病。

　　3. 外伤或小儿颈椎小关节滑膜嵌顿，伴脱位等引起颈部肌肉痉挛或肌肉筋
膜发炎。

　　【临床表现】落枕主要临床表现为晨起颈部强直，疼痛，多偏向一侧。活动
不能自如，甚则牵引背部不舒，向同侧肩部及手臂扩散。

　　【治则】疏散风寒，通经活络。

　　【取穴】（1）听宫——受风所致。

　　　　　　（2）绝骨——姿势不正确所致。

【穴解】听宫为手太阳小肠经之穴。听宫穴除可治耳部疾患外,还可疏风散寒,故多通过针刺听宫穴治疗由于感受风寒所导致的颈项强直疼痛。绝骨为足少阳胆经之穴,可治疗半身不遂,颈项强痛,胁助胀痛等痛证。

【典型病例】

例1 李某,男,40岁。

主诉:右项背痛已7天,于10月15日晨起时感到右侧肩项部疼痛不适,头颈不能转侧,食欲不佳,二便正常,睡眠差。

面黄,舌苔薄白,舌质淡、脉沉缓。

辨证:证系卫外不固,风寒阻络。

治则:疏风定痛。

取穴:听宫。经云:"太阳主开。"凡外邪侵袭,经络阻滞不通先从太阳经治,"听宫此其输也"。针1次后,疼痛基本消失,依前法再针一次病痊愈。

例2 曲某,女,42岁。

主诉:昨日午睡后,突觉左肩项疼痛、动转不能,十分痛苦,食欲尚好,二便、月经均正常。痛苦面容,舌苔薄白,脉弦紧。

辨证:证系风寒侵袭经络,气血凝于项肩部,运行不畅,不通而痛。

治则:散风寒,通经络,调气血。

取穴:绝骨。针双侧绝骨,同时进针,得气后,行捻转术,先补后泻,一次而愈。

例3 张某,男,35岁。

主诉:颈、后背疼痛近1周。

病史:1周前开始出现颈部疼痛,活动受限,后渐伴有后背靠肩胛部疼痛,曾予按摩一次,症状略减轻。

望诊:舌黯、苔白。

切诊:脉细。

西医印象:肌筋膜炎。

辨证:风寒袭络。

法则:祛风散寒,通经活络。

取穴:听宫、绝骨、阿是穴。

刺法:毫针。

二、颈椎病

颈椎病是中老年人的常见病之一,主要原因系年老气血渐衰不能濡养筋骨,是功能退化的一种表现,或机械性压迫颈椎周围经络,阻滞不通而出现颈椎综合征。

【病因病机】年逾五旬,气血渐衰,肾气不足,则易受邪。《灵枢·杂病》云:"……邪在肾,则骨痛阴痹。阴痹者,按之不及,肩背项痛,时眩。"这段经文的描述说明早在两千多年以前,就有此病发生。正气不足,腠理空疏,卫外不固,往往风寒乘虚而入,稽留颈项,经络受阻,气血流注不畅。肾主骨,肾虚不能濡养骨髓,而致骨刺形成。

【临床表现】自觉颈部不适,经常肩颈部肌肉酸痛或麻木,偶尔向前肩放散,有时颈部有沉重压迫感,并头痛、眩晕、耳鸣,严重时半身肢体麻木或行履不稳等症。

【治则】扶阳益气,温通经络。

【取穴】火针局部点刺。

【典型病例】

李某,女,53岁。

主诉:两肩背痛,左轻右重,已1年之久,重时不能高举,过劳时痛加重,曾在某医院针灸治疗无效。西医检查诊断为"颈5、6椎骨质增生"食欲尚好,二便正常。苔薄白,脉细弦。

辨证:年逾五旬,正气始衰,气血失和,荣卫之道泣,筋骨失去濡养所致。

治则:温通经脉,调理气血。

取穴:疼痛局部火针点刺。

1次即见效果,6次后疼痛消失,活动自如。

三、颈淋巴结炎

颈淋巴结炎往往继发于其他化脓性感染,从原发的病灶经淋巴管侵入淋巴结所引起的急性化脓性感染,称急性颈淋巴结炎。中医称"颈痈"。

【病因病机】本病多由素体阳热亢盛,痰湿内蕴,复感风湿,火毒之邪,内外相合,痰火凝结,气血瘀滞,壅结于颈部少阳,阳明之络而成。

【临床表现】化脓期:轻者仅有局部的肿硬,触痛,重者疼痛明显,且皮肤灼热、化脓,但波动不明显。全身伴有不适或恶寒发热,大便干,小便黄赤。

脓肿期:高热不退或有寒战,口干思冷饮,局部化脓光亮,胀痛或跳痛,按之应指,苔黄舌红,脉滑数。

【治则】泻热化痰,散结通络。

【取穴】曲池,翳风,肩井。

【穴解】曲池为手阳明大肠经之穴,常用于消炎退热,肩井为足少阳胆经之穴,翳风则为手少阳三焦经之穴,颈部为少阳经所过之处,故针刺翳风,肩井可达疏通气结,调畅气血之功。

【典型病例】

张某,女,35岁。

主诉:数日前因恚怒,又兼工作繁忙,次日即感右面颊下方肿胀疼痛,两日后,疼痛加重、局部坚硬如石,身后恶寒感。食欲不振,且恶心但未吐。曾经某中医医院外科诊治,服以元参、夏枯草之剂未效。

脉滑数,舌质红,苔薄黄。

辨证:证系恚怒气结于阳明、少阳之脉所致。

治则:解郁散结,活血化瘀。

取穴:肩井,曲池。

穴解:同上所述。

四、瘰疬

瘰疬相当于西医学中的颈部淋巴结结核,是感染结核杆菌所致的疾病,是发生于颈部淋巴结的慢性感染疾病。本病的特点是好发于儿童及青年,多见于耳后及颈部。发病较缓慢。表现为一侧或双侧多数淋巴结不同程度的肿大。初期结核如豆状,较硬、无痛,推之可移动,继之逐渐形成不活动的结节状肿块。肿块变软而有波动感,成脓时皮色较为暗红,溃后流出白色米汤样脓液。多夹有败絮样物质,往往此愈彼溃,形成经久不愈的结核性溃疡或窦道。

【病因病机】

急性:多因外感风热,夹痰凝阻少阳经络,以致营卫不和,气血凝滞而生瘰疬。

慢性:

(1)多因忿怒抑郁,情志不畅,致肝气郁结,郁而生火,炼液为痰,痰火上升,结于颈项,或因气滞伤脾,脾失健运,痰热内生,结于颈项而发为此症。病的后期,肝郁化火,下灼肾阴,热盛肉腐成脓,或脓水淋漓,耗伤气血,有时可转成虚损型。

(2)肾阴亏虚,致阴虚火旺,灼津为痰,形成本病。

(3)肺阴不足,以致肺津不能敷布,灼津为痰,痰火凝结,形成本病。

【临床表现】颈项部有小如豆、大如杏的肿块,1个或数个,散在或成串状发生,按之坚硬,推之可动,微痛,皮色微红。若迁延日久不愈,则颈项下肿块肥大,溃破后脓水淋漓,或收口后复发,形瘦,乏力,潮热,盗汗,纳少,口干,舌红少苔,脉细数。

【治则】散结消肿,通经活络。

【取穴】①肘尖。②严重的加曲池、肩井。③局部火针。

【穴解】肘尖穴为经外奇穴。在肘头锐骨处。常用于治疗瘰疬,痈疽,疔疮等疾病。曲池为足阳明胃经的合穴。可以治疗热病,咽喉肿痛,瘰疬,疮,疥,丹毒等疾病。具有泻热解毒,消肿之功。

肩井穴为胆经之穴,主治瘰疬,且可治疗乳痈、颈项强痛等病。

对瘰疬一证的治疗,取曲池及肩井穴,目的在于通经络,调气血,使经气通畅,以达疏散郁结,清泻风热的目的。火针刺局部有温散郁结,通经活络,增加免疫力之功效。

【典型病例】

张某,男,31岁。

主诉:颈部左侧生一硬结,已年有余,初如黄豆粒大,渐至状如核桃,疼痛,发胀,约4cm×4cm,周围散在有大小不等硬结数枚。曾在某医院检查诊断为:"颈淋巴结核"(瘰疬)。现仍颈部疼痛不适,按之压痛明显,推之可移动。用链霉素过敏,故治疗效果不显著。

面黄瘦,舌苔白,质淡。脉细。

辨证:证系正气不足,肝郁不舒,痰湿不化,于经络所致。

治则:法宜温通,除痰湿,散郁结。

取穴:以火针点刺结核上5针,隔日1次,经治两月,基本痊愈。

附:甲状软骨炎1例

赵某,女,27岁。

主诉:颌下结喉部肿痛,已两月,吞咽时疼痛加重,曾经某医院检查诊断为:"甲状软骨炎",用抗生素治疗无效,仍肿痛,且发展很快,抱着试试看的态度前来要求针灸治疗。

脉滑数,甲状软骨肿大如梨,局部红肿,发热有压痛。舌红苔薄黄。

辨证:证系阴虚肝旺,气滞血瘀,聚于结喉所致。

治则:理气通络,活血化瘀。

取穴:肘尖,照海。

穴解:肘尖为疗疮之验穴,照海通经泄热。

五、治痛腧穴文献记载

《甲乙经》

肩项痛:

  肝俞。

《外台秘要》

颈项痛:

  飞扬、大杼、天井、风池。

项痛:

  少泽、前谷、小海、至阳、通谷、玉枕、天柱、涌泉、中渚、头窍阴、百会、脑户。

颈痛：

    腕骨、涌泉、天池、头窍阴、后顶。

《资生经》

颈项痛：

    前谷、小海、飞扬、附分、曲差、涌泉、天井、脑空、颔厌、风池、本神、外丘、后顶、通谷、天井。

颈痛：

    大迎、天池。

项痛：

    少海、阳谷、少泽、前谷、后溪、支正、小海、昆仑、天柱、玉枕、攒竹、曲差、通天、消泺、脑空、头窍阴。

漏颈痛：

    天窗、天突。

《铜人》

颈项痛：

    前谷、小海、附分、通谷、颔厌、完骨、风池、外丘。

颈痛：

    大迎。

项痛：

    消泺、头窍阴。

《针灸大成》

颈项痛：

    小海、天井、消泺、完骨、本神、外丘、大椎。

颈痛：

    臑俞、天窗、附分、涌泉、颔厌、京门。

项痛：

    足通谷。

《针灸集成》

头颈痛：

    天井。

颈项痛：

    小海、消泺、颔厌、风池、外丘、绝骨、前项。

颈痛：

    天窗、附分、涌泉、肩井。

项痛：

足三里、通天、束骨、足通谷、本神、囟会。

项背痛：

大杼。

额颅痛：

后顶。

《医宗金鉴》

颈痛：

前谷。

项痛：

前谷。

《备急千金要方》

颈痛：

天窗、天突。

项痛：

少海、少泽、前谷、后溪、阳谷、支正、小海、攒竹、飞扬、昆仑、天井、角孙、
额厌、完骨、后顶。

第四节　胸　胁　痛

一、心绞痛（胸痹）

本病属中医"真心痛"、"厥心痛"、"胸痹"的范畴，以胸骨后、心前区突然出
现持续性疼痛或憋闷感，疼痛常放射至颈项，臂或上腹部为主证，有时伴有四肢
厥冷、唇紫、脉微细，多见于40岁以上之成年人，男多于女。

【病因病机】本病多因年老体弱，或过食肥甘，七情内伤所致。

本病由于心阳不振，脾阳不运，以致脉道凝涩血瘀，痰浊内生，痰浊和瘀血痹
阻心脉，则发生血行障碍，胸阳不通，因而发生剧烈的心前区疼痛。甚至由于气
血不通，阴阳隔绝，出现四肢厥冷、青紫、脉微欲绝等证候。

心阳不振，既可由脾阳不运，命门火衰引起，也可由心血不足而致，而心血不
足，常因肝肾阴虚所引起，根据阴阳互根，阳损及阴，阴损及阳的道理，最后均可
导致阴阳俱虚，故本病以心阳不振，瘀血内阻为主要矛盾。但与肝、脾、肾三脏有
着密切的关系。

【临床表现】

1. 阳气闭阻型

【主证】胸闷憋气，阵发性心绞痛，心悸，气短，面色苍白，倦怠无力，畏寒肢

冷,时有自汗,夜眠不宁,食欲不振,小便清长,大便稀薄,舌淡胖嫩,苔白润或腻,脉沉缓或结代。

【治则】温阳通络除痰。

【取穴】膻中。

2. 气滞血瘀型

【主证】阵发性心胸刺痛,痛引肩背,胸闷气短,舌质黯滞,舌边尖有瘀点,脉沉涩或结。

【治则】行气活血,化瘀通络。

【取穴】内关。

3. 阴虚闭阻型

【主证】胸闷气憋,阵发性心痛(夜甚),头昏耳鸣,口干目眩,夜睡不宁,盗汗,腰酸腿软,或足跟疼痛,夜多小便,舌质嫩红,苔薄白或无苔,脉细数或细涩或促脉。

【治则】滋阴通络。

【取穴】太溪。

4. 阴阳虚痹型

【主证】胸闷心痛,有时夜间憋醒,心悸气短,头晕耳鸣,夜卧不宁,食少倦怠,腰酸腿软,遇风肢冷,或手心发热,夜尿频多,舌质紫黯或淡白,苔白少津,脉细弱或结代。

【治则】调补阴阳,理气活血。

【取穴】然谷,内关,膻中。

【穴解】

(1)然谷(放血):然谷为足少阴肾经之荥穴,心绞痛多为心阳不振,气滞血瘀所造成,胸部又为脉所过,心经与肾经为同名经,刺然谷放血可祛胸中之瘀血,调畅胸中之气机,振奋阳气,止痛。

(2)内关:内关为心包经络穴,别走少阳之经,奇经八脉阴维之会,《难经》曰:"阴维为病苦心痛"。"胸胁内关谋"。内关一穴可治胸部的一切疾患,能宽胸理气。如胸痛,胸闷等症,临床实践证明,绝大多数患者针内关后,首先感到胸中宽畅。

(3)膻中:膻中为任脉之穴,"气会膻中",故膻中具有调畅气机之功,心绞痛常因肝郁气滞,气机不畅而形成,故刺膻中可调畅气机,气行则瘀血自通,疼痛自消。

以上三穴,适用于阳虚闭阻型,阴虚闭阻型以及气滞血瘀型,运用得当,亦能奏效。

【典型病例】

例1 贺某,男,54 岁。

1985年冬,友人来我家作客,谈话间突然左心前疼痛,憋闷,胸有紧迫感,心乱不安,四肢凉。随即倒卧于床上。患者素日嗜酒每日必饮半斤。面色苍白,神情恍惚。脉结代不整。

辨证:证系心阳不振,气滞血瘀,脉道不通。

治则:强心通脉,活血化瘀。

取穴:内关,膻中,然谷放血。

下针后马上疼痛减轻,胸部紧迫感消失,然谷放血后心律不齐有改善,但仍有参伍不调。起针后半小时诸症消失,骑自行车回家。

1周后家访,一直上班,未休息,再未发生类似症状。

例2 赵某,女,78岁。

主诉:胸闷、胸痛十余年。

病史:患者于十余年前开始心前区疼痛,胸闷、时有喘憋,夜间时有咳嗽,咯吐泡沫痰,曾于门诊服中药治疗,效果不显,现仍时有胸痛、憋闷,夜间时常喘憋,咳嗽、咯吐泡沫痰。纳可,眠差,二便调、伴气短,双下肢浮肿。

望诊:舌质黯、苔白。

切诊:脉沉细。

既往史:高血压病史。

西医:冠心病。

辨证:气滞血瘀。

治则:益气活血通脉。

取穴:内关透郄门、筑宾。

刺法:毫针。

二诊:症情有所好转,仍感胸痛、胸闷、夜间咳嗽,咯吐泡沫痰,针取内关透郄门、筑宾、天突、膻中(毫针)。刚针完觉胸闷减轻。

按:内关透郄门,在临床中救治了许多冠心病患者。

二、急性乳腺炎(乳痈)

急性乳腺炎即中医学所谓之"乳痈",多发于产后3~4周之哺乳期,发生于妊娠期者较少见,本病为乳房部急性化脓性疾病。

【病因病机】

(1)乳汁淤积:因乳头皮肤破裂,畸形或内陷,哺乳时疼痛而影响哺乳,或因婴儿不能吸空致乳汁淤积,乳络不通,日久败乳蓄积,则易酿脓。

(2)肝气不舒:忧思恼怒,导致肝气郁结,依据经脉的循行分布,乳头属于足厥阴肝经,又因肝主疏泄,能调节乳汁的分泌,若肝气不舒,乳汁运行不畅,经络阻塞,气滞血凝,日久生热、热腐成脓,故生本病。

(3)饮食不节:因产后多食肥甘厚味,致胃经积热,又因胃经的循行部位经过乳房,乳汁为气血所化生源出于胃,实为水谷之精华,今胃有热,必致乳汁生化,运行不利,邪热蓄结而成肿块,热盛肉腐而成脓。

西医学认为,急性乳腺炎多由于婴儿吸乳时损伤了乳头,细菌经伤口通过乳腺管侵入乳腺小叶,或经淋巴侵入乳腺小叶的间隙组织而形成的急性炎症。

【临床表现】本病是以乳房红肿疼痛为主证。

初期(郁乳期):乳房部肿胀,红、肿、热、痛,排乳不畅,身热、畏寒、全身疼痛,腋下有结肿,烦躁、恶心、纳差、口渴、舌苔薄黄、脉浮数或弦数。

酿脓期:肿块逐渐增大,硬结明显,继之局部皮肤焮红,疼痛,伴高热不退,时时跳痛,此为化脓的征象,若硬块中央渐软,按之有波动感时,是成脓阶段。

溃脓期:若正气尚可,乳房肿疼可溃破流脓,一般体温正常,肿痛渐消,逐渐愈合。若正气不足,余邪不清,则肿块虽破,而脓出不畅,仍肿痛,身热不已,流脓不止,经久不愈,中医学称之为"传囊乳痈"。

【治则】清热解毒,疏肝理气,通调经络。

【取穴】周围放血,曲池,足临泣,天宗。

【穴解】

(1)周围放血:急性乳腺炎多由于乳汁淤积,肝气郁结,饮食不节等原因所造成的急性化脓性炎症,周围放血可达消瘀,清热,消炎,消瘀滞,通乳络,促病愈之目的。

(2)曲池、足临泣:曲池为手阳明大肠经之合穴,临床上针刺曲池穴可达到退热、消炎之功,足临泣为胆经之输穴,急性乳腺炎常由于肝郁引起,肝与胆相表里,故刺足临泣可达疏肝、消瘀之功。

同时,针刺曲池、足临泣可取得退热、消炎疏肝消瘀等功效。

若溃后久不收口,可用局部火针,达到消瘀、排脓、助人体阳气之回复,促进生肌敛疮之功。

【典型病例】

迟某,女,37岁。

主诉:1986年8月19日产后几天,乳房开始疼痛难忍,并发热38℃以上,去北京某大学附属医院外科检查诊断为:"乳腺炎",注射青霉素,吃红霉素及止痛片,均无效。仍肿胀疼痛,未能控制病情发展,高热达40℃,持续两周。建议手术切开,未同意,转市中医某外科,诊断为"乳痈"。外敷、内服中药及抽脓等法治疗两个月,病情时好时坏,脓排后疮口尚未愈合,又重聚脓,总是反反复复,一直不愈。后经人介绍来求针灸治疗。

体稍胖、面赤。舌尖红,苔薄白,脉弦滑。

辨证:证系毒热炽盛,瘀滞不通。

国医大师
贺普仁
针灸心法丛书
《针灸治痛》

治则:祛腐生新,温通经络,调和气血。

取穴:疮口局部用火针点刺3针。

针后当时立感疼痛消失,1天以后脓肿全部消失,共治疗3次,时间不长脱痂痊愈。

三、乳腺增生

包括乳腺小叶的增生、乳腺导管的增生和囊性增生,多见于青春期,或中年及更年期的妇女。

【病因病机】本病常因肝郁脾虚,冲任失调影响到乳络,使局部气血凝滞,病久成核。

【临床表现】

1. 肝郁气滞型

【主证】肝郁气滞型常为情志郁憋,心烦易怒,两侧乳房刺痛或胀痛,乳房肿块可随情志波动而加剧,经前症状加重,行经后症状缓解,苔薄白,舌质淡,脉沉缓或细涩。

【治则】疏肝理气,通络散结。

【取穴】足临泣。

2. 肝肾阴虚型

【主证】平素肝肾不足,形体消瘦,面色晦黯,精神不振,偶有低热,虚烦不眠,头晕,心烦易怒,月经周期紊乱。乳房内的结节隐痛或胀痛,舌苔薄白,舌质微红,脉沉细或细数,此型多见于中年及更年期的妇女。

【治则】滋补肝肾,活络散结。

【取穴】照海。

3. 冲任失调

【主证】见于绝经期妇女,表现心烦易怒腰膝酸软无力,精神倦怠,失眠多梦,乳房硬结胀痛,舌质淡,苔薄白,脉沉细或细弦。

【治则】调理冲任,活络散结。

【取穴】照海,足临泣。局部火针。

【穴解】

(1)照海为足少阴肾经之脉,本病的发生可由于肝肾阴虚所造成,故刺照海可达滋肾养阴之功。足临泣为足少阳胆经之穴,肝经与胆经相表里,此病多由于肝郁气滞日久所造成,因此刺足临泣可调节肝经的气机,消瘀除滞,病自能除。

(2)局部火针:对此病应用火针可以达到调畅气机、消除瘀滞、散结除病之功。

【典型病例】

章某,女,41 岁。

主诉:左乳内侧上方生一硬结,已数年之久,开始如枣大,近年来因患怒,情志抑郁逐渐增大如胡桃,且下方亦生小结数枚,有压痛,推之可移动,恐生恶性肿瘤,即去某医院检查,否认恶性肿物,诊断为"乳腺增生"。

主证:面黄,苔白,脉细弦。

辨证:证系肝郁气滞,气血凝聚所致。

治则:滋阴养肾,疏泄肝胆,温通经络,调和气血。

取穴:照海,足临泣。局部火针点刺每核 3~5 针。第 2 次针后压痛消失,共8 次增生硬核大消,停止治疗。

四、带状疱疹

带状疱疹是由疱疹病毒感染所引起的一种急性疱疹性皮肤病,可发生于任何部位,但以腰部最为多见,中医学又称之为"缠腰火丹",本病可发生于任何年龄,但以成年人较多,此病是以沿神经分布区的疼痛为其主证。

【病因病机】

(1)情志不遂:气机不畅,加之脾失健运,湿浊内停,郁而化热,气滞湿阻,湿热相搏兼感毒邪而致病。

(2)饮食失调:致脾失健运,湿蕴热生,兼感毒邪而致病。

(3)病之后期:气滞血瘀,余毒未尽,仍有疼痛。

【临床表现】

1. 热盛型

【主证】局部皮损鲜红,疱壁紧张,灼热刺痛,自觉口苦,咽干,口渴,烦躁易怒,食欲不佳,小便赤,大便干或不爽,舌质红,舌苔薄黄或黄厚,脉弦滑微数。

2. 湿盛型

【主证】皮损颜色较淡,疱壁松弛,疼痛较热型略轻,口不渴或渴而不欲饮,不思饮食,食后腹胀,大便时溏。女性患者常见白带多,舌质淡,体胖。舌苔白厚或白腻,脉沉缓或滑。

3. 气滞血瘀型

【主证】皮疹消退后局部疼痛不止,舌质黯,苔白,脉弦细。

【取穴】龙眼、丘墟透照海。

【穴解】

(1)龙眼穴为经外奇穴、位于小肠经脉中,龙眼的位置在于小指尺侧第二、三骨节之间,握拳于横纹尽处取之,针刺龙眼可达清热利湿、活血化瘀之功效。

（2）若溃烂明显则在病灶周围点刺或放血。围刺即是横刺，从皮下穿入，四针对刺，从而达到清热、解毒、消炎、止痛、防止病毒扩散，促进疱疹吸收结痂，疾病痊愈的功效。

（3）丘墟透照海常用于治肝胆疾患，可以疏利肝胆，调畅气机，促病痊愈。

【典型病例】

例1　金某，女，65岁。

主诉：1周来右腋下及右胸部下方起小水疱，皮肤淡红，灼痛，重时夜间不眠，曾服中药数剂未效。要求针灸治疗。就诊时皮疹基本消退，但疼痛不止。面黄、苔白、脉细弦。

辨证：证系肝郁气滞，血瘀于少阳经脉不通则痛。

治则：疏肝通络，调和气血。

取穴：丘墟透照海。疏肝涵木，调理气机。病灶局部锋针点刺出血，并拔火罐以图出恶血排出，加速瘀血消散。

3次治疗疼痛消除。

例2　李某，男，34岁。

主诉：右侧胁肋部疼痛、疱疹1周。

病史：患者近日工作劳累，本月3日左右无诱因突然出现右胁肋部疱疹簇集状，呈现带状分布，伴放射性疼痛，疼痛剧烈。在某医院诊为"带状疱疹"，予阿昔洛韦口服，疗效不显，仍疼痛剧烈，疱疹色红连成片，重处溃破。

望诊：舌边红，苔白。

切诊：脉沉细滑。

西医：带状疱疹。

病因：肝郁化火，感染湿毒。

分析：患者近日工作劳累，休息欠佳，耗气伤血，正气不足，邪毒乘虚而入，经络气血运行不畅，不通则痛。

辨证：正气不足，邪毒内侵。

法则：扶正祛邪，利湿解毒，解郁止痛。

取穴：①支沟、阳陵、丘墟、曲池、合谷。
　　　　②局部。

刺法：①毫针。
　　　　②火针点刺。

疗效：经治疗两次，病情即完全缓解。

按语：①治疗本病，以肝、胆、虚、邪、火、毒为主，选穴环环相扣，切中要害，标木相得故疗效理想。②本病多因肝脾失调所致。肝郁化火，肝胆火盛，脾湿内蕴为引起本病的直接原因。湿热毒邪蕴藏聚于表,不得宣泄则起水疱,因此病的临床表现以发生水疱、剧烈刺痛为主要特征。治疗上当以清热利湿解毒,通经调气行滞为主法。

例3 张某,男,77 岁。

主诉:胸及腋下起疱疹4～5 日。

病史:患者右侧胸部及腋下起疱疹4～5 日,疱疹顶部呈白色,疼痛如火烧火燎,坐立不安,烦躁不宁,食欲尚可,二便正常。

望诊:面部红润,舌质红,少苔。

切诊:脉弦滑。

辨证:肝郁气滞,毒热浸淫皮肤所致。

治则:清热解毒,疏肝解郁,通经止痛。

取穴:龙眼,阿是。

刺法:以锋针速刺放血。

患者每日针治1 次,1 诊后肿痛明显减轻,6 诊后疱疹结痂痊愈,诸症消失。

例4 李某,女,56 岁。

主诉:右侧腰肋部起疱疹3 日。

病史:患者近日来劳累,3 天前后侧腰肋部灼热感,继则出现疱疹,渐增多,呈簇状,三五成群,呈带状缠腰分布,灼痛难忍,夜不能寐,口苦咽干,纳呆,大便干。

望诊:右侧腰肋部位疱疹呈带状分布,内容水样物质,透明,疱疹约绿豆、黄豆大小不等,共二十余水疱,疱疹间皮肤正常。舌尖红,舌苔微黄腻。

切诊:脉弦滑。

辨证:肝郁气滞,湿热熏蒸,毒邪浸淫皮肤所致。

治则:清热利湿,疏肝解郁,通经止痛。

取穴:阿是,支沟,阳陵。

刺法:以锋针速刺阿是穴处放血;以毫针刺支沟、阳陵,用泻法,留针30 分钟。

患者每日针治1 次,3 诊后疼痛、口苦等症均明显减轻,7 诊后已基本不痛,10 诊后痛消失,诸症皆无,临床痊愈。

五、外伤性胸痛(岔气)

【病因病机】本病多因胸部外伤致血行不畅或血瘀脉外,而成血瘀,瘀血阻滞,气机不畅,不通则痛;或因外伤损害肌肉筋膜而致胸痛。

【临床表现】胸部疼痛,一般呈持续性刺痛,影响呼吸,活动受限,或伴口渴,舌质紫黯,脉沉涩。

【治则】 宽胸理气,活血通络。

【取穴】 曲池,肩井。

【穴解】 曲池为手阳明大肠经之合穴,肺与大肠相表里,肺居于胸中,主气司呼吸,故针刺曲池穴可理气宽胸。肩井为足少阳胆经之穴,胸部为胆经所过之处,故可调理胸部气血,通经活络。

【典型病例】

周某,男,50岁。

主诉:参加体力劳动时,突然感觉背左侧肩胛缝处疼痛,五六日后痛势加剧,继之波及左胸胁部疼痛不已,呼吸不利,咳则痛更甚,苦楚不堪,经药物治疗无效,故来本院针灸科就诊。食欲不振、二便无异常。面黄、痛苦病容、舌质紫黯,舌苔黄。脉弦紧。

辨证:证系气机不畅,劳动时用力不当,致使气滞,阻塞经络,不通则痛。

治则:法当通经活络,行气止痛,通则不痛。

取穴:丘墟透照海,曲池(左侧)。

手法:行捻转手法,先补后泻,留针30分钟。

起针后,效若桴鼓,气舒则痛止,欣然而去。

六、肋间神经痛(胁肋痛)

肋间神经痛是以肋间部疼痛为主症的疾病,相当于中医学中的"胁痛"。

【病因病机】 肝胆位于胁部,其经脉分布于两胁,情志为肝胆所主,每当生气郁怒,情志不遂时,则肝气郁结,失于条达,致肝胆经脉不利,或湿热之邪郁于少阳,枢机不利,经脉受阻,气血运行障碍而致胁痛。

【临床表现】 胁肋痛,或游走不定,走窜疼痛,或刺痛不移,痛有定处,多随情绪变化而加重,伴胸闷,纳差,脉弦或滑。

【治法】 疏利肝胆,通经活络。

【取穴】 支沟,阳陵泉,丘墟透照海。

【穴解】 支沟为手少阳三焦经之经穴,阳陵泉为足少阳胆经之合穴,少阳主枢,是调理气机的枢纽,少阳枢利则气血运行正常,故两个手足同名经穴相配,可疏利气机,运行气血而止痛(丘墟透照海穴解,详见典型病例)。

【典型病例】

国际友人,女,70岁。

主诉:左胁下痛数年,持续疼痛,咳嗽或深呼吸时痛加重,曾检查肝功能正常,胆囊造影和B超检查无结石,十二指肠引流未培养出细菌,注射维生素 B_{12} 及口服维生素 B_1 症状无改善。食欲及二便均正常。面色正常,舌苔白。脉弦滑。

证系肝郁气滞,经气阻塞不通畅所致。

治则:条达肝气,通调经络气血。

取穴:丘墟透照海(患侧)。

手法:捻转补泻,先补后泻。

穴解:丘墟为足少阳经之原穴,照海乃足少阴经之俞穴,肝胆为表里关系,故一针透二穴,虽非本经之穴,但与肝有关,手法运用先补后泻;起到疏肝解郁,调气止痛作用而收效。

针后当时疼痛减轻,患者欣喜若狂说:"真想不到中国的针灸有这样惊人的效果。"

七、胆结石

【病因病机】本病是多由饮食不节、脾失健运,内生湿热,湿邪壅于肝胆,使肝胆失于疏泄,久之湿热蕴结成石,结石阻于胆道,更碍气机,使胆汁不得外溢,气血受阻。

【临床表现】右上腹阵发性隐痛和绞痛,窜及右肩背,恶心呕吐,厌油腻,食欲不佳,腹胀,舌红苔腻,脉弦滑。

【治则】清利肝胆,调和气血。

【取穴】丘墟透照海。

【穴解】丘墟为足少阳胆经之原穴,具有疏利肝胆之功。

【典型病例】

唐某,女,40岁。

主诉:左胁下疼痛3年,经常大发作,绞痛难忍,出大汗,近日来疼痛剧烈,持续发作,有时恶心,呕吐,经某中医学院附属医院检查,胆囊造影后诊断为:"胆囊结石",内有两枚1cm×1cm大的结石,服药无效,建议手术摘除,患者惧怕手术未同意,经人介绍来本院求治于针灸。食欲尚可,二便、月经均正常。

面黄,舌苔白,脉细弦。

辨证:证系肝郁气滞,胆道失其通利,致成结石,不通则痛。

治则:疏利肝胆,通调经脉。

取穴:丘墟透照海。

经过1个月的治疗,共针12次,经复查,结石消失,胆囊大小恢复正常。

八、胆囊炎

胆囊炎即指胆囊的急、慢性炎症,常与胆石症同时存在,属于中医学的"胁痛"、"黄疸"等病范围。

【病因病机】本病常因情志不舒,饮食不节或外邪侵袭,造成湿热内结,侵犯肝胆,肝胆失于疏泄,气机郁结不疏,气血运行障碍。

【临床表现】右上腹及右季肋部疼痛,并可向肩胛放射,每由过食脂肪性食物而疼痛加剧,常伴有恶心呕吐,寒战发热,或见皮肤及巩膜黄染,尿少色黄,大便多秘结,舌红,苔薄白或薄黄,脉弦滑数。

【治则】清利肝胆,疏理气机。

【取穴】曲池,丘墟透照海。

【穴解】针刺治疗胆囊炎取穴基本上同胆石症取穴,可在此基础上加曲池,以增强消炎利胆的作用。

【典型病例】

王某,女,50岁。

主诉:3年前右胁下疼痛,经北京某医院诊断为:胃脘病变?久治不愈,疼痛加剧,以致休克。疼痛经常向右肩胛处放射。于1985年1月突然高热,寒战疼痛不已,经B超检查,诊断为"胆囊结石并发胆囊炎"收住院治疗。约15天后热退,但疼痛同前无变化,建议手术切除胆囊,患者不同意而出院,曾服过利胆素、利胆醇、消炎利胆片、胆石通、金钱草等药两年。扎过耳针,埋过王不留行均无效。1985年8月胆囊造影仍有众多结石,低热37.5℃左右。

于1987年3月开始采用针灸治疗。

面色正常,舌苔白,脉细弦。

辨证:证系肝郁不舒,胆道不利,不通则痛。

治则:疏肝利胆,通经活络。

取穴:丘墟透照海、曲池。

经8次针灸治疗体温正常,右胁及右肩背痛减轻,食欲增加,乏力消失,精神好转,尚需继续治疗,以便把胆囊结石排净。

【附】胆道畸形术后1例

张某,女,20岁。

主诉:因胆道畸形,行胆囊摘除手术。术后即感右胁下疼痛,每月高热一次,周期性很强,每次高热38~40℃,持续5~10天不等。并且寒战、头痛等症。由于高热食欲不振,身体日渐消瘦。

骨瘦如柴,面黄少泽,舌尖红,苔根部黄。脉细略数。

辨证:证系术后气阴双亏,气无力则滞,气滞则血瘀,阻塞不通,以致胁痛不愈,瘀久化热故每月高热。

治则:疏利肝胆之气,通经络,调气血。

取穴:丘墟透照海、支沟、阳陵泉、曲池。

手法:补。阳陵泉用泻法。

自第1次针后,当月即发热未作,疼痛日渐减轻,食欲改善,体重增加,共治疗 43 次,病告痊愈,恢复工作。

九、病毒性肝炎

病毒性肝炎是感染肝炎病毒所引起的急性传染性疾病,在中医学中属于"黄疸""胁痛"等范围。

【病因病机】本病的成因可分为外感和内伤两类,病理变化多在肝胆脾胃。

(1)风邪夹湿外侵,风去湿留,郁而不达,日久湿从热化,蕴结脾胃,熏蒸肝胆,胆汁不循常道,外溢肌肤。

(2)饮食不节,劳伤过度,以致损伤脾胃,运化无力,湿邪内停,阻于肝胆,疏泄失常,胆液外溢。由此可见,不论外邪致病还是内邪致病,其关键在于肝胆脾胃的功能失调。

【临床表现】目黄,肌肤黄,尿黄,脘腹胀闷,恶心厌油腻,呕吐,肝区疼痛不舒,发热乏力,苔厚,脉弦滑数。

【治则】疏肝解毒,调理气机。

【取穴】曲池,丘墟透照海。若出现黄疸加腕骨,至阳。

【穴解】曲池,丘墟透照海的作用如前所述。腕骨为小肠经之原穴,至阳为督脉之穴,二者利胆退黄具有奇效。

【典型病例】

夏某,男,38 岁。

主诉:右季肋处痛年余,痛定不移,不得转侧,影响睡眠,经某医院检查,肝大三横指,肝功能基本正常。食欲尚可,二便正常。苔薄白、脉弦滑。

辨证:证属肝郁气滞,少阳枢转不利。

立法:治宜疏肝解郁、理气治血。

取穴:穴选丘墟透照海(右侧泻法)。

隔日一诊,共针 8 次告痊愈。

体会:胁肋部为足厥阴经脉所循行,故肝郁气滞时常可导致胁痛胀满等疾。

丘墟为足少阳经之原穴,照海乃足少阴经之俞穴,肝胆为表里关系,肝肾乃母子关系,母能令子实亦能令子虚,故一针透二穴,虽非肝本经之穴,但均与肝有关,运用泻法,起到了疏肝解郁、调气止痛的作用而收效。

十、治痛腧穴文献记载

《甲乙经》

乳痛:

梁丘。

胸痛：

　　中府、太渊、乳根、阳谷、天容、肝俞、涌泉、大陵、天井、足临泣、侠溪、紫宫、华盖、璇玑、廉泉。

胸胁痛：

　　大包、至阴、劳宫、颅息。

胸脘痛：

　　脾俞。

胸腹痛：

　　膈俞。

胸背痛：

　　间使、行间。

胸胁背痛：

　　幽门。

膺痛：

　　灵墟。

心痛：

　　云门、侠白、尺泽、太渊、鱼际、手三里、不容、大都、太白、商丘、阴郄、少泽、然谷、太溪、水泉、复溜、心俞、脾俞、昆仑、京骨、郄门、大陵、间使、内关、中冲、关冲、支沟、天井、临泣、大敦、行间、太冲、期门、中极、石门、中脘、巨阙、天突、长强、建里。

胁痛：

　　尺泽、不容、足三里、少泽、肝俞、肾俞、谚谑、支沟、丘墟、足临泣、足窍阴、章门、中脘、玉堂。

膈痛：

　　足三里、建里。

《外台秘要》

胸中痛：

　　中封、丰隆、天溪、少冲、天容、肝俞、天泉、浮白、鸠尾、璇玑。

胸胁痛：

　　尺泽、大包、极泉、腕骨、阳谷、灵墟、劳宫、足临泣、丘墟、华盖、紫宫。

胸下痛：

　　乳根、不容、梁门。

胁痛：

　　谚谑、膈俞、肾俞、中膂俞、颅息。

心痛：

鱼际、太渊、经渠、侠白、云门、不容、少冲、阴郄、灵道、极泉、少泽、心俞、膈
俞、涌泉、然谷、水泉、中冲、大陵、内关、间使、郄门、曲泽、水泉、天井、足临
泣、行间、太冲、章门、期门、鸠尾、巨阙、建里、中极、天突、膻中、长强。

厥心痛：

太渊、大都、太白、京骨、昆仑、然谷、太溪。

胃心痛：

大都、太白。

脾心痛：

然谷、太溪。

肾心痛：

京骨、昆仑、然谷。

肝心痛：

行间。

心下寒痛：

商丘。

《资生经》

胁痛：

青灵、阳谷、腕骨、少泽、中膂俞、膈俞、胆俞、谵谞、支沟、颅息、足窍阴、
章门、颅息。

胸胁痛：

大包、至阴、劳宫、丘墟、环跳、阳辅、大陵。

两胁急痛：

脾俞、肾俞、志室、肝俞。

胸胁胀切痛：

太白。

胸满痛：

乳根、太溪、浮白、华盖、玉堂、璇玑。

胁膈痛：

三里。

胸背相引痛：

不容、风门、魂门。

胸痹背痛：

胸堂。

乳膺胸痛：

水泉。

胸膺骨痛：

　　玉堂、紫宫。

胁下气连背,痛不可忍：

　　带脉。

胁下痛：

　　天泽、不容、承满、少海、极泉、腕骨、阴都、中脘。

气坏膈痛：

　　膈俞。

痹痛骨疼：

　　玉堂。

胸胁彻背痛：

　　云门、鱼际、胸乡、脾俞、行间。

胸中痛：

　　云门、中府、丰隆、少府、少冲、隐白、肺俞、肝俞、厥阴俞、魂门、譩譆、灵墟、俞府、大陵、天井、丘墟、侠溪、廉泉、天泉、神堂、幽门。

《铜人》

胁下痛：

　　不容、极泉、腕骨。

胸胁痛：

　　下廉、大包、至阴、大陵、劳宫。

胁痛：

　　阳谷、膈俞、肝俞、中膂俞、譩譆、太溪、颅息、窍阴、章门。

心痛：

　　侠白、经渠、太渊、极泉、灵道、阴郄、神门、少冲、厥阴俞、肓门、涌泉、太溪、曲泽、郄门、间使、内关、临泣、大敦、行间、章门、期门、中脘、上脘、巨阙、龈交。

女子心痛：

　　幽门。

心胸痛：

　　天井。

心下闷痛：

　　水泉。

胸中痛：

　　中府、丰隆、天溪、少府、少冲、肝俞、幽门、侠溪。

胸背痛：

鱼际、不容、胸乡、风门、脾俞。

胸下满痛：

乳根、灵墟、华盖、璇玑。

胸膺骨疼：

玉堂、紫宫。

《针灸大成》

乳痛：

乳根、梁丘。

胸痛：

上廉、乳根、丰隆、少府、天容、肝俞、譩譆、幽门、步廊、灵墟、俞府、浮白、
阳辅、侠溪、期门、膻中。

胁腋痛：

支沟。

膈痛：

食窦、率谷。

胸胁痛：

下巨虚、大包、至阴、大陵、丘墟、行间、章门、期门。

胸胁支满痛：

华盖、璇玑。

胸心痛：

少冲。

胸膺痛：

鱼际。

胸背痛：

气户、不容、胸乡、风门、脾俞、譩譆。

胸膺痛：

玉堂、紫宫。

心痛：

侠白、尺泽、经渠、太渊、不容、气冲、足三里、大都、太白、极泉、少海、灵
道、阴郄、神门、厥阴俞、督俞、膈俞、魂门、肓门、昆仑、京门、涌泉、然谷、
太溪、水泉、幽门、郄门、间使、内关、大陵、中冲、支沟、阳辅、足临泣、行
间、太冲、章门、期门、石门、气海、建里、中脘、上脘、巨阙、膻中、天突、
筋缩。

胁痛：

上巨虚、青灵、神门、腕骨、阳谷、肝俞、中膂俞、譩譆、志室、阴都、劳宫、

头窍阴、阳辅、章门。

乳痛：
　　屋翳、玉堂。

胸痛：
　　丰隆、郄门、侠溪、膻中、华盖。

胸胁痛：
　　云门、胸乡、大包、肝俞、胆俞、肾俞、内关、阳辅、璇玑。

胸胁支满痛：
　　食窦。

胸膈痛：
　　膺窗、少泽、灵墟、彧中。

胸膺痛：
　　气户、玉堂、紫宫。

胸背痛：
　　谚语、魂门、至阳。

胁痛：
　　腕骨、阳谷、膈俞、气穴、腹通谷、行间、章门、期门。

胁肋痛：
　　腹结、极泉、天池、支沟、日月、阳陵泉、侠溪。

胁痛：
　　四满、足窍阴。

季肋痛：
　　足临泣。

心痛：
　　侠白、梁门、大都、府舍、极泉、灵道、神门、厥阴俞、督俞、膈俞、魂门、肓门、昆仑、然谷、太溪、大钟、幽门、郄门、间使、太冲、气海、建里、中脘、筋缩。

九种心痛：
　　曲泽、劳宫、中冲、巨阙。

心胸痛：
　　大陵。

心背痛：
　　天突。

《针灸集成》

缺盆痛：

太渊、商阳、肩贞、天髎、足临泣。

乳痛：

乳根、梁丘、肓门。

胸痛：

上廉、乳根、丰隆、隐白、大包、大陵、天井、侠溪、期门。

胸胁痛：

下巨虚、少冲、至阴、步廊、神封、灵墟、章门、期门、华盖。

胸膺痛：

玉堂。

胸背痛：

鱼际、气户、不容、风门、魄户、魂门、意舍、行间、期门、巨阙。

胸项痛：

列缺、后溪。

胸胁肋痛：

云门。

膈痛：

巨阙。

胁痛：

尺泽、气户、不容、承满、足三里、青灵、少海、腕骨、阳谷、肝俞、肾俞、意舍、志室、阴郄、劳宫、头窍阴、头临泣、丘墟、足窍阴。

胁肋痛：

谚语、外关、支沟、阳陵泉、华盖。

胁腋痛：

支沟。

胁腹痛：

中膂俞。

膺痛：

紫宫。

心痛：

尺泽、经渠、太渊、不容、阴市、足三里、丰隆、公孙、腹结、少海、灵道、阴郄、神门、少冲。厥阴俞、膈俞、魂门、肓门、涌泉、水泉、幽门。曲泽、郄门、间使、内关、劳宫、中冲、支沟、足临泣。大敦、行间。气海、阴交、建里、中脘、上脘、巨阙、龈交。

九种心痛：

中脘、上脘、巨阙。

心胸痛：

　　　行间。

心胁痛：

　　　极泉。

心脾俞：

　　　中脘。

心腹痛：

　　　足三里、肝俞、行间。

《医宗金鉴》

心痛：

　　　经渠、尺泽、支沟、中脘。

九种心痛：

　　　间使、巨阙。

心胸胁肋疼痛：

　　　内关。

胸胁痛：

　　　膈俞、丘墟。

两胁痛：

　　　意舍。

胸痛：

　　　侠溪、劳宫。

胁肋痛：

　　　外关。

胸背彻痛：

　　　期门。

绞胸痧痛：

　　　尺泽。

妇人乳肿痛：

　　　尺泽、中渚。

《备急千金要方》

缺盆痛：

　　　天泉。

乳痛：

　　　下廉、乳根。

胸胁痛：

中府、云门、尺泽、乳根、承满、丰隆、陷谷、隐白、太白、大包、少冲、少泽、腕骨、阳谷、肺俞、肝俞、胆俞、脾俞、肾俞、魂门、志室、至阴、天泉、大陵、支沟、天井、环跳、阳辅、丘墟、足临泣、足窍阴、行间、章门、期门、中脘、膻中。

心痛：

云门、侠白、尺泽、阳溪、不容、大都、太白、商丘、通里、阳郄、少冲、心俞、肾俞、然谷、太溪、水泉、照海、复溜、腹通谷、天泉、曲泽、郄门、间使、内关、大陵、劳宫、中冲、关冲、支沟、天井、天髎、临泣、大敦、行间、章门、期门、建里、中脘、上脘、巨阙、鸠尾、膻中、天突、长强。

第五节　脘　腹　痛

一、胃脘痛

胃脘痛多见于急性胃炎，胃或十二指肠溃疡及胰腺炎等。中医学认为，本病是以胃脘部经常发生疼痛为主要症候的一类疾病。

【病因病机】

1. 脾胃虚寒　素体中焦阳虚，过食生冷，或久病脾胃受伤，均可导致中焦虚寒而胃痛。若脾阳不足，寒邪内生，脉络失于濡养，则出现胃痛。若感外寒，内外合邪，则成寒积胃痛。

2. 肝气犯胃　忧思恼怒，气郁伤肝，肝木失于疏泄，横逆犯胃，气机阻塞，因而发生疼痛。

3. 肝胃郁热　肝气郁结，日久郁而化火，肝胃郁热，火邪犯胃，故见胃脘痛。

4. 食积停滞　暴饮暴食，食积停滞，脾失健运。胃气失于通畅，中焦不利，故而疼痛。

5. 阴虚胃痛　胃痛日久，郁热伤阴，胃失濡养，故而隐隐作痛。

综上所述，胃脘痛的部位在胃，但胃与脾互为表里。而肝为刚脏，性喜条达而主疏泄，故胃痛与肝、脾有密切关系。胃脘痛的病因虽有种种不同，但其发病原理确有共同之处。即所谓"不通则痛"。病邪阻滞，肝气郁滞均可使气机不利，气滞而作痛，脾胃阳虚，胃络失于温煦，或胃阴不足，胃络失于濡养，致脉络拘急而作痛；肝气郁结，郁而化火，火邪犯胃，可致胃痛。气滞日久又可导致血瘀，瘀血内结，则疼痛固定不移。

【临床表现】

1. 脾胃虚寒

【主证】疼痛喜温，喜按，若食生冷则疼痛加剧，呕吐清水，食物不化，口不渴,或肢体欠温,大便稀薄。舌质淡、苔薄,脉濡缓无力。

【治则】温中健脾。

【取穴】左内关,右足三里。

【穴解】内关为手厥阴心包经之络穴,通于少阳经,少阳乃气机之枢纽,有助于脾胃之气升降,足三里为胃经合穴、治疗脾胃消化不良病的要穴,二穴相合具有温补脾胃之功。

2. 肝气犯胃

【主证】胃脘走窜疼痛,时有胀满,嗳气和矢气后能缓解,吞酸,情绪抑郁或精神激动时发作更甚。舌苔薄白,脉弦。

【治则】疏肝理气。

【取穴】左内关、右足三里、中脘。

【穴解】内关及足三里同前。中脘为胃之募穴。居于胃腹部,具有和胃疏理中焦气机之功。三穴相合疏肝和胃,理中止痛。

3. 肝胃郁热

【主证】胃脘灼痛剧烈,烦躁易怒,泛酸嘈杂,口干舌燥,大便秘结,小便短赤。舌红苔黄,脉弦数。

【治则】泻热和胃。

【取穴】左内关,右足三里、梁门。

【穴解】梁门具有泻肝和胃,制酸止痛之功。与内关、足三里相配,可以清理肝胃,调和中焦,止痛消胀。

4. 食积停滞

【主证】胃脘闷胀疼痛,嗳腐吞酸,呕吐不消化食物,吐后痛减,或大便不爽,伴有腹泻,舌苔厚腻,脉滑。

【治则】消食导滞。

【取穴】上、中、下三脘,天枢。

【穴解】上脘可消,下脘可导,中脘可和,三脘相合使内停食积得以消导。天枢为大肠募穴,可调理胃肠气机,有助三脘化食消滞。

5. 阴虚胃痛

【主证】胃痛隐隐,口燥咽干或口渴,大便干燥,舌红少津,脉细弦。

【治则】养阴益胃。

【取穴】中脘、内关、足三里。

【穴解】同前。

综上所述,在临床上常见者为食滞、气滞、郁热、阴虚、血虚、虚寒等证型。其中病邪阻滞者经治疗较易收效,但如不注意饮食起居卫生及时彻底治疗也可转为慢性。

【典型病例】

例1 施某,女,29 岁。

主诉:胃脘痛两月余,时轻时重,胸闷发堵,烦躁易怒,两胁作痛,纳少,二便正常,舌苔白,脉弦滑数。

辨证:木旺肝气横逆,克犯脾土。

治则:疏肝解郁。

取穴:中脘、内关、足三里、合谷,太冲,留针 40 分钟,用泻法,共针 3 次而愈。

例2 康某,女,29 岁。

主诉:半月来胃脘疼痛吞酸嘈杂,食不下,食入即吐,喜冷饮,大便干 3 日一次,小便黄,某医院诊为"胃炎"。舌质淡红少苔,脉弦细滑稍数。

辨证:阳明胃热,中焦食滞。

治则:健脾和胃。

取穴:上、中、下三脘,内关,合谷,天枢,足三里,公孙。

共治疗 5 次疼痛解除。

例3 患者,女,53 岁。

胃脘痛 1 周余,伴脘腹胀满,纳差,大便如常。既往有胃溃疡病史。舌苔白,舌边齿痕,脉弦。辨证属肝胃失和,气机阻滞。治以调气和胃,止痛。针刺中脘、气海、足三里、内关,针刺 5 次后痛止。

此患者治疗中,采用中等刺激诸穴位,即平补平泻法,取得满意效果。

按:胃脘痛古称心疼,又分 9 种,实乃胃脘疼,非朝发夕死之真心痛也,究其因不外食滞和虚实,临床治疗多有立即止痛之效,然则治疗时当重用手法,以疏畅经络,缓解疼痛,在临床上运用手法得当则能迅速取得疗效,同时体验到实践中诸穴可以加减,但中脘、内关、足三里 5 穴不可减。

二、腹痛

腹痛系指大腹和少腹两个部分的疼痛而言,包括胃脘以下,耻骨毛际以上整个部位,肝胆脾胃大小肠、子宫等脏腑均位居于此,手足三阴、足少阳、足阳明、冲任带等处脉亦循行此部位,这些脏腑经脉或因外邪侵袭或因内有所伤,以致气血运行受阻或气血不足以温养,均能产生腹痛。

所以腹痛症牵涉范围较广,大腹痛多属脾胃大小肠,小腹痛多属厥阴肝经及冲、任之病。

多种疾患均能引起腹痛,如霍乱、痢疾、泄泻等症。此处,只论述因寒、气滞、饮食停滞而引起的单纯腹痛,其他疾病的疼痛另有论述。

【病因病机】

(1)寒邪侵入腹中或过食生冷,寒伤中阳致寒积留滞,气机阻塞,发生腹痛。

（2）恼怒过度,情怀不畅,肝失条达,致气血郁结,肝胃不和而作痛。

（3）饮食不节,暴饮暴食,食物停滞不化,久而化热,热积肠胃,腑气不通,致腹痛。正如《内经》所言:"饮食自倍,肠胃乃伤。"

【临床表现】

1. 寒邪型

【主证】腹痛绵绵,时作时止,喜热恶寒,痛时喜按,大便溏薄,舌苔淡白,脉象沉细。

【治则】温阳散寒。

【取穴】天枢、下脘、建里、足三里,灸神阙。

【穴解】大腹属脾与大肠,天枢乃大肠之募,胃经之穴,能分利水谷糟粕,清导一切浊滞,调肠胃之气,以利运行;下脘是足太阴任脉之会,有理脾健运、除胀止痛之功,兼调二经之气;足三里可健胃升阳,佐以建里调整肠胃,加灸神阙能振奋中阳以逐寒温,中阳振奋寒凝得温而散,腹痛即解。

2. 气滞型

【主证】腹胀满而痛,遇怒则痛剧,且感窜痛,得嗳气而舒,脉沉细。

【治则】疏肝调气。

【取穴】章门,肝俞,胆俞,行间。

【穴解】怒则肝气横逆,伤及中土,宜条达。章门为厥阴肝经之穴,又是脾经之募穴,有疏肝健脾之功;行间、肝俞、胆俞可平横逆之肝气,肝气条达,脾土得健而痛止。

3. 食积型

【主证】腹满而痛,恶食拒按,嗳气吞酸,舌苔黄腻,脉滑。

【治则】和中消导。

【取穴】合谷,足三里,天枢,中脘。

【穴解】痛由食滞不化所致,取大肠之募穴天枢,分理水谷糟粕,清导浊滞,以利胃肠之运行;中脘、三里理脾健胃,以助胃肠消导之功能,配合谷行手阳明之气,通调胃肠之功能。使传导之机能恢复,食积得化,腹痛自消。

【典型病例】

例1 石某,女,57岁。

主诉:经常绕脐痛1月余,时胃痛,胸痞恶心,食后腹胀嗳气,纳呆食少,畏食凉硬物,身倦头晕,得暖痛减,面黄体瘦,苔根白腻。

辨证:证属劳倦及饮食不节,伤及脾胃。

治则:健脾运土,疏导胃腑,通经调络。

取穴:上、中、下脘、气海、天枢、足三里、内关,共针6次痊愈。

例2 张某,男,21岁。

主诉:腹痛、腹泻五六年。

病史:近五六年来经常腹痛、腹泻,以脐左侧为主,大便时稀,完谷不化,在某医院做胃镜,诊为"慢性胃炎"、"胃激惹综合征",纳可,眠少,小便调,食后腹胀。

望诊:形体消瘦,舌淡苔白。

切诊:脉弦。

西医印象:慢性胃炎,胃激惹综合征。

分析:患者素体脾胃虚弱,加之饮食不节,更加损伤脾胃,脾主运化,运化失职,故腹痛、腹泻。

辨证:脾胃虚弱,运化失职。

治则:健运脾胃。

取穴:中脘、气海、天枢、内关、足三里。

刺法:火针 + 毫针。

二诊:腹痛略有好转,大便仍稀,上方加灸神阙。

经 15 次治疗,病情痊愈。

例3 杨某,女,50 岁。

主诉:小腹疼痛 1 年。

病史:自去年 10 月份开始出现脐以下小腹部疼痛,伴尿频,尿后疼痛,弯腰及变换体位时病重,卧床 1 小时后可减轻,有时出现月经期小腹部放射性疼痛,近三四个月大便时肛门坠胀感,多处诊治,未见疗效,纳眠可,尿频,大便尚可,自今年 1 月份出现月经不正常。

望诊:舌黯红、苔白。

切诊:脉沉滑。

理化检查:妇科、膀胱、小肠造影等检查均未发现异常。

辨证:湿热下注。

治则:清利湿热,调气止痛。

取穴:阳溪、后溪、中封、蠡沟。

刺法:毫针。

经 1 次治疗,症情明显缓解。

例4 郭某,男,62 岁。

1971 年行阑尾切除术,1972 年开始觉右下腹疼痛,至 1986 年该部出现跳痛,劳累或饮食不当后加重,经中西医多方治疗无效。纳差,二便正常。

望诊:面黄,消瘦,舌质淡,舌苔白。

脉象:沉滑。

辨证:术后卧床,气血瘀滞导致肠粘连,不通则痛。

治则:温通经络,行气活血。

取穴:阿是穴。

刺法:以中等火针,用速刺法,点刺痛处。刺入 3 ~ 5 分深,不留针。治疗 5 次后,疼痛消失,胃纳好转。

三、痢疾

本病以腹痛,里急后重,下痢赤白脓血为主证,多发于夏秋季节,本病多由外受湿热、疫毒之气,内伤饮食生冷,损及脾胃与肠而形成。人体中气的强弱与所感病邪有密切的关系,素体阳虚者,易感受寒湿,或感受湿邪后,湿从寒化,阳盛者,易感受湿热,或受湿邪后,湿易从热化。

【病因病机】

(1)感受外邪:暑湿、疫毒之邪,侵及肠胃,湿热郁蒸,气血阻滞,气血与暑湿、疫毒相搏结,化为脓血,而成湿热痢或疫毒痢。

(2)饮食所伤:饮食不节或误食不洁之物,如其人平素好食肥甘厚味,酿生湿热,湿热内蒸,腑气阻滞,气血凝滞,化为脓血,则成湿热痢;若其人平素欲食生冷瓜果,有伤脾胃,脾虚不运,水湿内停,中阳不足,湿从寒化,寒湿内蕴,如再饮食不慎,寒湿壅塞肠中,大肠气机受阻,气滞血瘀,气血与肠中秽浊之气相搏结,化为脓血,则成寒湿痢;脾胃素弱之人,感受寒湿之气,或湿热痢,过服寒凉之品克伐中阳,每成虚寒痢。

【临床表现】

1. 湿热痢

【主证】 腹痛,里急后重,下痢赤白,肛门灼热,小便短赤,舌红,苔黄腻,脉滑数。

【治则】 清热化湿解毒,辅以调气行血导滞。

【取穴】 曲池,足三里。

2. 疫毒痢

【主证】 发病急骤、壮热、口渴,头痛烦躁,甚则昏迷痉厥,或腹痛剧烈,里急后重,痢下鲜紫脓血,舌红绛,苔黄燥,脉滑数。

【治则】 清热凉血解毒。

【取穴】 委中放血,曲池。

3. 寒湿痢

【主证】 痢下赤白黏冻,白多赤少,或纯为白冻,伴有腹痛,里急后重,饮食乏味,中脘饱闷,头身重困,舌淡苔白腻,脉濡缓。

【治则】 温化寒湿,行气散寒。

【取穴】 中脘,关元,足三里,曲池。

4. 虚寒痢

【主证】久痢不愈,腹部隐痛,下痢稀薄,带有白冻,口淡不渴,食少神疲,畏寒肢冷,舌淡苔薄白,脉细弱。

【治则】温中散寒,健脾化湿。

【取穴】长强,关元火针点刺。

【穴解】虚寒痢患者阳气不足,脾肾虚寒,长强穴为督脉之穴,督脉总督一身之阳,长强穴又居于肛门后,距病位很近,故针刺长强可达温补脾肾,调理肠道之功。关元祛寒、扶正。

5. 休息痢

【主证】下痢时发时止,日久不愈,发作时便下脓血,里急后重,腹痛,饮食减少,倦怠怯冷,舌淡苔腻,脉细。

【治则】健脾温中,清热化湿,佐以调气和营。

【取穴】长强。

【穴解】同上。

四、阑尾炎(肠痈)

【病因病机】急性阑尾炎,俗称"盲肠炎",祖国医学称为"肠痈",其病因多由饮食不节,或饭后急暴奔跃,或寒温失调,致影响肠胃运化,引起湿热积滞,肠腑壅热,气血瘀阻而成。

【临床表现】起病时上腹部或脐周持续性疼痛,数小时后,腹痛下移至右下腹,伴恶心呕吐,腹泻或便秘,舌苔白腻或黄腻,脉弦滑数。

【治则】疏通腑气,清泄郁热。

【取穴】阑尾穴,或有包块形成可以灸肘尖。

【穴解】阑尾穴为治阑尾炎的经验穴,许多临床针灸医生都报道过利用阑尾穴治疗阑尾炎,疗效颇佳,阑尾穴其实可归于胃经,它的功效很可能是通过胃经来实现的,阑尾穴不仅是阑尾炎施治之处,也是阑尾炎的病变反应点,可以通过按压此穴,协助诊断阑尾炎。

【典型病例】

李某,男,36 岁。

主诉:在少腹痛 18 小时后,于昨日下午,蔓延至全腹痛,同时伴有脘痞呕恶,微热,当时曾大便 3 次,经服颠茄酊与鲁米那无效,至夜间 3 点钟又呕吐一次,稍觉轻松,今晨疼痛移于右下腹,胃脘部仍感不适;口苦纳呆,眠不佳,微咳,时有便意,登厕不得,溲短赤涩痛。

舌苔浮黄厚燥,脉浮弦。

查:麦氏点有明显压痛及反跳痛,实验室检查:白细胞 15.3×10^9/L,中性

80%,淋巴14%。

辨证:证属饮食不节、脾胃受损,食积于中,湿浊壅滞,经络阻隔,气滞血瘀,发为肠痈。

治则:通经活络,导滞定痛。

取穴:阑尾穴,阿是穴。

次日二诊,痛已减,实验室检查:白细胞9.1×10^9/L,中性80%,淋巴20%,针穴同前。

3日后三诊,疼痛基本缓解,腹部仍有不适感,实验室查:白细胞6.2×10^9/L,中性71%,淋巴25%,针穴改为腹结(右)、府舍(右)、阑尾穴(右),连针两次。

四诊:痛止腹舒,食欲转佳,大便稍溏,症状全部消失。症告痊愈,停止治疗。

穴解:阑尾穴介于足三里与上巨墟之间,乃足阳明经脉所循行与胃肠之气密切相关,为治疗肠痈之经验效穴。府舍、腹结,位于病变临近善治积聚腹痛。

体会:饮食不节,七情感触,暴急奔走,担负重物,及寒湿不运或房劳过度等,均可导致此病,主要由于湿热瘀滞蕴结不清,肠腑不能传化糟粕,气血凝滞,积久而成痼疾。如不理气活血导滞定痛,症当从何愈?

五、疝气痛

本篇仅论及如何运用针灸治疗因疝气而引起之少腹痛引睾丸或睾丸肿痛,根据古代文献记载,疝气包括较广,本文所述只限睾丸之疝,亦即少腹痛而引睾丸之疾患。

【病因病机】

(1)久坐寒湿之地或感受寒湿,兼加情志抑郁,肝郁气滞,致寒凝气滞,气胀流窜于睾丸乃发上症。

(2)素体虚弱,复因强力举重或操劳过重,劳则气耗,气虚下陷至少腹睾丸下坠疼痛而成疝气。

【临床表现】

1. 寒邪

【主证】 阴囊觉冷,结硬如石,少腹至睾丸疼痛,并有气动窜上连肾区,下及阴囊,脉沉弦。

【治则】 暖肝疏气,通调经脉。

【取穴】 大敦,中封,曲泉。加灸肝俞。

【穴解】 足厥阴经脉起于足大趾,上行绕阴器,若阴寒内盛,气血凝滞则成寒疝。故取足厥阴经之五俞穴,大敦、曲泉、中封,以行气活血,灸肝俞能温散寒邪。

2. 气虚

【主证】 阴囊肿胀坠痛,少腹结滞不舒,缓急无时,因忿怒号哭,过劳而发,舌淡苔薄,脉弦。

【治则】补中益气,温通经脉。

【取穴】足三里,大敦,灸脐三角(脐左右两下侧各一寸)。

【穴解】阳明为宗筋所聚,为肝脉所主,若肝脉失气血之濡养,则弛纵下陷而致疝痛,而足阳明为多气、多血之经脉,合于宗筋,故针足三里和大敦以疏调经脉,以补益气血。灸脐三角可温补中阳以升下陷之气。

【典型病例】

卓某,男,42岁。

主诉:睾丸寒痛已4年。起于1959年冬季,过劳受寒而引起,睾丸疼痛下坠,自觉阴囊冰冷,牵及少腹,冬季较重。苔白,脉迟弦。

辨证:证系久劳肾虚,外邪客于厥阴之脉,致寒邪阻于脉中而致寒疝。

治则:散寒祛湿,通调经脉。

取穴:大敦,中封,蠡沟,三阴交,中极,气海,阴陵泉,关元,照海。

共针12次取得满意效果。

六、泌尿系结石(砂石淋)

泌尿系结石属祖国医学"石淋"、"砂淋"之范围,其首先症状往往是一侧腰痛或少腹部剧痛,针灸对于泌尿系结石的疼痛具有奇效,而且还具有一定的排石作用。

【病因病机】泌尿系结石的形成有三个重要环节。

(1)肾虚:肾主水、藏精,司二便,肾亏则精亏,气化温煦力弱,尿中杂质易于沉积而成砂石。

(2)脾不健运:湿邪内停,蕴久化热,结于下焦,尿液受湿热煎熬形成结石。

(3)肝郁:肝主疏泄,喜条达,若因七情所伤,肝郁气滞,升降失序,引起三焦的气化失司,水液通利失常,影响肾的功能,致使尿中杂质逐渐结成石。

总之,三脏病变相互影响,砂石渐成。

【主证】突发性刀割样剧烈绞痛,出现于腰部或少腹部,疼痛呈阵发性,发作时可持续几分钟、几十分钟或几小时,伴有面色苍白、出冷汗,或恶心呕吐,尿血、尿痛,或有尿路中断、尿频急。

【治则】调整气机,培补脾肾,通利水道。

【取穴】中封,蠡沟,天枢,水道,关元,三阴交,水泉。

【穴解】中封为足厥阴肝经之经穴,主疝隆、脐和少腹引痛,腰中痛,阴暴痛等症。蠡沟为肝经之络穴,别走少阳,与三焦相通,主少腹痛、阴跳腰痛、阴暴痛、小便不利等症,两穴相合用,有疏肝理气,通结止痛利尿作用。关元是任脉的穴位,为小肠经之募穴,足三阳和任脉之交会穴,可补肾益气,增强肾之气化功能。

三阴交为足太阴经之腧穴,与足厥阴和足少阴经交会,可健脾补肾,调气利水。天枢与水道同为足阳明胃经之穴,二穴具有理气消滞,通利水道之功。水泉穴为足少阴肾经的郄穴,肾属水,针水泉配三阴交有扶正祛邪,疏窍利水之妙。诸穴配伍,共达调整气机,培补脾肾,通利水道之目的。

【典型病例】

例1 王某,男,40岁。

主诉:左腹部隐痛,时有左腰疼已4年。1976年起左腹部不适,小便次数增多,合同医院按肠炎治疗无效。1979年元旦前后,突然左腹部绞痛,向左腰部放散,伴有恶心1~2小时缓解,并连续发作两次。于2月在某医院照腹部平片,报告为:左输尿管中段有黄豆大小的结石,患者又往北京某医院做肾盂造影为"左肾积水",建议手术治疗。患者因有顾虑,故转至某研究院治疗,又查肾图提示左侧呈梗阻图型,右侧正常。病人从2月12日开始服排石汤,近30付无效。于3月8日来针灸科就诊,舌边有齿痕,质偏淡,苔黄腻有剥落,脉沉细弱。

辨证:证系脾肾两虚,气失条达,水道不利。

治则:培补脾肾,条达气机,通利水道。

取穴:天枢,水道,阴陵泉,中封,蠡沟,关元。

手法:先补后泻。

针治6次后拍腹部平片,发现结石在输尿管中下降1cm,效不更穴。

4月3日来第九诊时,患者自诉从3月29日至4月3日,小便混浊,查尿常规:红细胞5~7/mm³,腰腹疼痛减轻,继前治疗。4月7日来第十诊时,除小便尚有些浑浊外,余症消失。4月10日,在某医院复查腹平片时,结石阴影消失,又复查肾图正常,前后计治疗10次,症状完全消失,结石排出。

例2 翟某,男,55岁。

主诉:右输尿管结石4个月,腰腹部疼痛难忍,经常发作,尿频、尿急、尿痛,曾注射哌替啶不止痛,而从河北省任丘县赶来北京求治。食欲不振,大便正常。舌质红,苔白厚腻,根部稍黄。脉弦紧。

辨证:证属下焦湿热,日久蕴结成石。

治则:清利湿热,通淋排石,疏通经络。

取穴:中封。

手法:龙虎交战。

次日来诊,自述昨天下午7点针中封后,当时疼痛减轻,至夜间两点疼痛又作,复针中封穴后,疼痛立止,至现在未痛。尿急尿痛亦消失,腰腹部亦如常。

经X线腹部平片证实,结石影消失。

例3 患者,男,50岁。

腰腿痛2天,2天前夜间突发腰痛剧烈,难以忍受,连及腹部也有痛感。经他人针刺不效,故就诊。经问诊后,诊为患者属西医泌尿系结石可能性大,结合舌苔白,脉弦急之象,辨证属湿热郁结,气机阻滞。故治以行气利湿止痛之法。取穴:蠡沟,水道。针刺后,即痛止、夜寐安,每日针1次,痛未发,共治十余次,排出石头一块,病痊愈。

七、泌尿系感染

本病包括肾盂肾炎、膀胱炎、尿道炎等疾病,属于中医"淋症"的范畴。

【病因病机】本病因湿热之邪蕴结下焦,使肾与膀胱功能失调,因而发生尿频、尿急、尿痛等症,如湿热郁滞化火,损伤血络,则见血尿,如迁延不愈,常导致脾肾两虚或成慢性。

【临床表现】

1. 湿热型

【主证】多见于急性或慢性期急性发作的泌尿系感染,症见发热,尿频,尿急,尿痛,尿道有烧灼感,下腹坠胀,或有腰痛,肾区有叩击痛,口干,喜冷饮,舌质红,苔黄腻,脉滑数。

【治则】清热利湿,通经络,调气血。

2. 脾肾虚型

【主证】多见于慢性泌尿系感染,脾虚则见面色㿠白,食欲差,小腹坠胀,大便稀,唇舌淡,脉虚等症,肾阳虚则见腰痛,疲乏,畏寒,手足冷,舌苔白润,脉细弱等症,肾阴虚则见低热,手足心热,口干,腰酸痛,两腿酸软无力,身倦,尿少色黄或混浊,尿频或尿痛,舌红苔薄黄,脉细数等症。

【治则】健脾补肾,通经络,调气血。

【取穴】关元,中极,水道,三阴交。

【穴解】关元,中极穴同为任脉之穴,关元一穴有强大的壮阳作用,刺之可助阳气加强膀胱气化功能,中极为膀胱经之募穴,主治因膀胱不利引起的一切疾患。

水道穴位于下腹部,常主治下腹胀满,小便不通等症,三阴交可通利水道,调节水液代谢。

关元、中极、水道、三阴交4穴相配,可共达调节肾与膀胱的功能,扶助阳气,清利下焦湿热;通调水道,畅达小便。

痛重时加刺中封穴,因中封穴为足厥阴肝经之经穴,可以调畅气机,疏利水道,故当小便涩滞不通而痛重时,可加刺中封穴。

【典型病例】

贾某,女,46岁。

主诉:小便急、频、短赤,尿道痛,每日数次,已两天,腰酸无力,食欲尚可,大便正常。

脉滑数,舌苔薄黄。

辨证:证系下焦湿热,膀胱失利。

治则:泄热利尿。

取穴:关元、水道、中极、三阴交。

手法:泻法。

针后当日下午尿急、尿频、尿痛均减轻,共针2次痊愈。

八、胆道蛔虫病(蛔厥)

【病因病机】胆道蛔虫病是因蛔虫钻进胆道而导致的急腹症,多见于青少年及儿童,农村中尤为常见。每由腹泻、便秘、发热、妊娠及不合理使用驱蛔药和寒冷刺激等因素引起,本病在中医学文献里称之为"蛔厥"或"虫心痛"。

本病多因脏寒胃热,蛔虫上逆,气机不通所致。

【主证】上腹部绞痛,疼痛剧烈,有钻顶、撕裂样感觉,全身出汗,伴恶心、呕吐、寒战、发热,舌苔白腻,脉弦紧。

【治则】疏泄胆气,宽中和胃。

【取穴】①至阳;②支沟、阳陵泉。

【穴解】至阳为督脉穴位,具有疏利肝胆的功能,支沟为手少阳之穴,阳陵泉为足少阳之穴,二穴为手足同名经配穴,可疏泄少阳胆气,以上两组穴可交替使用。如无针具,可用指按压至阳穴亦有效果。下乡医疗队,曾遇多例,均获良效。

九、蛔虫证

蛔虫证是因误食沾有虫卵的生冷瓜果,蔬菜及其他不洁食物,或指、衣被附着虫卵,不慎进入口内,通过一定的途径,发育生虫,寄生于肠道而成。

【病因病机】饮食不洁是本证致病之外因,而脾胃不和,运化无权则是诸虫赖以寄生肠道的内在因素。由于虫居肠道,一则扰乱肠道气机,使之壅滞不通,湿热、食滞遂从内生;二则由于虫在肠中吸吮水谷精微,耗伤气血,进一步损伤了脏腑,导致脏腑不实、脾胃虚弱。由于肠道气机不利,可致腹痛时作;蛔虫喜扭结成团,阻塞肠道,则腹中剧痛,若蛔虫逆行入胃,随胃气上逆,则可吐蛔,蛔虫性喜钻孔乱窜,若窜入胆道,则胁腹绞痛,四肢逆冷,发为蛔厥。

【主证】胃脘嘈杂,腹痛时作时止,嗜食但面黄饥瘦,或鼻孔作痒,睡中龄齿,唇内有小点状粟粒状,或面上有白色虫斑,大便泄泻或秘结。

【治则】理气化湿,缓解疼痛。

【取穴】天枢,阴陵泉。

【穴解】针灸治疗蛔虫症,只能是缓解症状,其杀虫和排泄的作用甚微。天枢为大肠募穴,可以疏理肠道气机,缓解痉挛,阴陵泉为足太阴脾经合穴,有燥湿杀虫之功。

十、肠梗阻

急性肠梗阻,中医学称"肠结",即肠道不通,造成腑气闭阻不降,症见疼痛、腹胀、恶心呕吐、大便不下等。

舌苔或黄或白,脉弦紧。

证系虚寒或实热。

【治则】通胃腑,导肠积,通经络,调气血。

【取穴】足三里,上巨虚,下巨虚。虚寒用补法,行捻转术,实热用泻法,行提插术,要求得气,针下局部酸、麻、胀明显,有时用"龙虎交战"法,即先补后泻。若病痛不缓解,应速送西医处理。

十一、痛经

痛经为妇科常见疾患之一,其主要表现为行经期间腹部疼痛,采用针灸疗法获得一定疗效。特介绍于下:

【病因病机】

1. 抑郁恼怒致肝气不舒,气机不利,血行不畅冲任经脉不利,经血阻于胞中而作痛。

2. 久居寒湿之地或经期涉水,寒湿伤下焦,客于胞宫,经血凝滞,运行不畅而作痛。

3. 长期失血或平素气血不足,行经后血海空虚,胞脉失养,引起痛经。

【临床表现】

1. 气滞

【主证】经前或经期小腹胀痛,血色紫黑,夹有血块,行经量少,淋漓不畅,胸胁作胀,脉沉弦。

【治则】调气活血,行瘀止痛。

【取穴】行间,中极,气海,次髎,地机,血海。

【穴解】气为阳,血为阴,气为血帅,气行则血行,痛经实者多因肝郁气滞,血凝所致,所以欲使血液畅行,化瘀止痛,必首当调理气机,故取气海中极,调理下焦之气,使气行血行;脾统血,取足太阴之地机、血海以活血化瘀,清血中之热。

又痛经之部位为肝经所主,肝郁不疏而致气滞血凝,故取行间以疏肝之郁,泻肝之火。

次髎是治疗痛经之验穴,次髎位于骶部,跟痛经部位很近,为局部取穴。泻次髎可以使冲任之脉通畅,气血无滞,经血吸引下流。

诸穴合用,有理气,通经止痛之功。

2. 寒邪

【主证】经前及经行时,少腹疼痛而冷,按之痛甚,经水量少,色不鲜,有块。舌边紫,脉沉紧。

【治则】温经化瘀。

【取穴】气海,关元,中极,脾俞,肾俞,加灸关元。

【穴解】气海、关元、中极、脾俞诸穴皆有补脾肾之功,寒则气滞血凝,取气海、关元、中极调理下焦之气,使气运血行,加以灸之能温助下焦之阳,再取脾俞、肾俞,可温补脾肾之阳,以散下焦之寒。

3. 血虚

【主证】经期或经后,小腹绵绵作痛,得按则减,面色苍白,精神倦怠,语言低微,月经色淡,量少,面色灰青,舌质淡,苔薄白,脉虚细。

【治则】补气益血。

【取穴】肾俞,命门,关元,大赫,足三里。灸中脘。

【穴解】血虚治宜补气补血,温调冲任。命门属督脉,督脉总督一身之阳,故取命门以补真阳,肾俞,大赫二穴有益肾壮阳之功,关元是任脉经穴,可以温补下焦元气而理冲任。足三里补脾肾,益气血。灸中脘,温补中州之气,脾胃乃后天之本也,气血充足,冲任和调,经痛自止。

【典型病例】

例1 李某,女,27岁。

主诉:经来腹痛六七年。痛在右下腹部,且少腹发凉,经西医检查宫体后倾,月经周期不准,3~4个月一次,带经5~6天,经量少,色黯黑,现正行经第3天,右少腹有明显压痛。已婚6年,原发不孕,舌苔薄白,脉沉细。

辨证:证属胞宫虚寒,冲任不调,寒凝气滞,血行不畅所致。

治则:温煦下焦,调和冲任。

取穴:关元,中极,水道,归来,三阴交。加灸关元。

连续针灸15次(隔日1次),至下次月经来潮,少腹痛已大减。

按:痛经一症,为妇科最常见病之一,给病人带来很大痛苦,运用针灸疗法,调畅经血,并加腹部之灸,有很好效果。同时体会到,针灸治疗疼痛不限于痹证,内脏诸痛,亦有很好疗效。

例2 张某,女,32岁。

主诉:少腹痛十多年之久,结婚后11年未孕,月经期不准,有时提前或错后,量多,色紫黑,有血块。月经前半个月全身浮肿,手足尤甚。近三四天来小腹内有烧灼感,月经前头晕、眼花。自半年前开始月经量更多,经期少腹痛更重。每次必须服止痛药和止血药月经才能止住。生气后即出血,注射止血针无效。全身乏力,心慌,心跳。食欲尚可,二便正常。

脉沉细,舌苔白,中间黄厚。

症系冲任失调,瘀滞不通,以致不孕及少腹作痛。

治则:宣调冲任,通经脉。

取穴:中封。

1 次疼痛减轻,3 次消失,经追访月经亦恢复正常。

十二、治痛腧穴文献记载

《甲乙经》

胃痛:

　　脾俞。

胃脘痛:

　　足三里、冲阳。

腹痛:

　　云门、鱼际、梁门、天枢、外陵、气冲、足三里、地机、冲门、腹哀、脾俞、昆仑、复溜、肓俞、商曲、石关、足临泣、行间、会阴、中极、石门、阴交、水分、中脘。

少腹痛:

　　水道、小肠俞、京门、五枢、中极。

肠痛:

　　温溜、上巨虚、太白、公孙、四满。

脐痛:

　　天枢、上巨虚。

绕脐痛:

　　云门、腹哀、商曲、太冲、关元、石门。

侠脐痛:

　　上巨虚。

脐腹痛:

　　大敦、巨阙。

胞中痛:

　　天枢。

《资生经》

暴疝痛:

　　金门、丘墟、关元。

主痔篡伤痛：

    飞扬。

转筋入腹，痛欲死者：

    心俞。

胃脘暴痛：

    膈俞。

癫疝㿗暴痛：

    中封。

卒疝暴痛：

    大敦。

石水痛：

    关元。

脐疝绕脐痛：

    天枢、石门、神阙。

冷气脐痛：

    天枢。

冬感寒脐痛：

    天枢、阴交。

绕脐痛：

    水分、中封。

脐中痛：

    外陵、大敦。

绕脐痛上抢心：

    腹结。

当脐肠胃间游气切痛：

    关元。

脐下绞痛：

    关元。

脐下切痛：

    四满。

脐下疠痛：

    阴交、关元。

夹脐腹痛：

    上巨虚、天枢、内庭、厉兑。

小儿胎疝、痛不得乳：

筑宾。

积聚坚满痛：

　　章门。

妇人子脏闭塞、不受精疼：

　　胞门。

腹痛：

　　鱼际、温溜、气冲、天枢、府舍、不容、外陵、丰隆、商丘、太白、地机、腹哀、公孙、冲门、脾俞、胃俞、三焦俞、肝俞、小肠俞、膀胱俞、督俞、肾俞、大杼、昆仑、复溜、肓俞、石关、商曲、水泉、行间、蠡沟、中极、会阴、关元、气海、悬枢、脚下第二指第一节曲纹中心、上管、太仓、下管、中管、水分、乳后三寸、胞门。

小腹痛：

　　气冲、下巨虚、阴陵泉、商丘、少海、大肠俞、肾俞、承山、肝俞、小肠俞、委阳、承筋、下髎、涌泉、复溜、太溪、照海、丘墟、五枢、侠溪、居髎、中封、大敦、太冲、曲泉、阴包、蠡沟、中都、石门、阴交、中极、水分、照海、丹田。

卒疝小腹痛：

　　阴市、陷谷、关元。

下腹痛：

　　小肠俞。

小腹疝气痛：

　　神阙。

腹皮痛：

　　鸠尾。

心腹诸痛、坚满烦痛：

　　太仓、中管。

肠鸣腹痛：

　　足三里、天枢、陷谷、胃俞。

肠鸣切痛：

　　温溜、陷谷、关门、太白、漏谷、公孙、阳纲、复溜。

肠鸣气走痉痛：

　　上巨虚。

腹胁痛满：

　　上巨虚、太溪。

腹疠痛：

石关。
肠澼切痛：
　　四满。
妇人小腹坚痛：
　　带脉。
心腹中卒痛：
　　石门。
腹中暴满痛：
　　石门、巨阙、申脉、上管。
奔豚气上腹膜痛引阴中：
　　石门、阴交。
腹坚痛，下引阴中：
　　阴交。
血块腹痛：
　　阴交。
肠痛：
　　陷谷、太白、商曲、建里。
腹胀皮痛：
　　内庭。
脾中急痛：
　　府会、太溪。
腹厥痛：
　　复溜。
腹中气胀引脊痛：
　　脾俞、大肠俞、季胁（即章门）。
腹胀绕脐痛：
　　大肠俞、神阙。
少腹痛：
　　肾俞、太冲。

《铜人》

腰脊强引腹痛：
　　合阳。
寒疝阴偏痛：
　　合阳。
脚腨痠重，引少腹痛：

承筋。

阴急股外腘内廉骨痛：

交信。

小儿胎疝痛不得乳：

筑宾。

大腹石水、妇人恶血疠痛：

四满。

身如火痛：

中冲。

丈夫㿗疝阴股痛：

曲泉。

腹痛：

鱼际、温溜、天枢、外陵、气街、足三里、丰隆、陷谷、太白、腹哀、脾俞、三焦俞、膀胱俞、太溪、水泉、肓俞、蠡沟。

挟脐切痛：

天枢。

脐腹痛：

外陵、大敦。

绕脐痛：

腹结、大肠俞、中封、阴交、水分。

脐下疠痛：

关元、阴交。

绕脐疠痛：

气海。

肠鸣气走疝痛：

上廉。

肠澼切痛：

四满。

肠中切痛不嗜食：

商曲。

少腹满引阴中痛：

水道。

挟脐腹痛：

上廉。

寒疝少腹痛：

阴市、肝俞、阴交。

腹寒气满积聚痛：

　　冲门。

少腹痛：

　　大包、小海、肾俞、下髎、照海、大敦、蠡沟、曲泉。

少腹疝痛：

　　小肠俞。

胃脘暴痛：

　　膈俞。

妇人少腹坚痛：

　　带脉。

癀疝少腹痛：

　　中都、曲骨。

少腹急引阴痛：

　　阴谷。

腹胀暴痛：

　　巨阙。

男子寒疝，阴卵上入小腹痛：

　　五枢。

《针灸大成》

胃脘痛：

　　足三里、厉兑、下脘。

脾痛：

　　三阴交、中脘、隐白、公孙、膈俞。

腹痛：

　　鱼际、温溜、下廉、外陵、气冲、足三里、丰隆、陷谷、太白、冲门、大杼、督俞、胃俞、膀胱俞、阳纲、水泉、肓俞、商曲、石关、关元、石门、水分、下脘、中脘、上脘、巨阙。

少腹痛：

　　小海、太冲。

小腹痛：

　　髀关、阴市、下巨虚、商丘、肝俞、肾俞、气海俞、大肠俞、下髎、涌泉、照海、交信、五枢、居髎、大敦、太冲、中封、中都、曲泉、阴包、曲骨、石门、水道、大横、横骨、大赫、蠡沟。

腹胁痛：

下廉、太溪。

肠痛：

上巨虚、公孙、商曲、京门、太冲、建里。

肠鸣卒痛：

关门。

脐痛：

外陵、三阴交、四满、大敦、关元。

绕脐痛：

天枢、腹结、大肠俞、中封、气海、阴交、水分。

侠脐痛：

下廉、关门、上巨虚、涌泉。

子门肿痛：

中极。

胃痛：

大都、公孙。

腹痛：

温溜、下廉、足三里、丰隆、陷谷、太白、冲门、腹哀、督俞、膈俞、阳池、合
阳、大钟、石关、中脘、上脘。

肠痛：

关门、上巨虚、公孙、建里。

脐痛：

外陵、上巨虚、四满。

绕脐痛：

关门、大枢、腹结、大肠俞、阴交。

脐下痛：

关元、石门。

《针灸集成》

气痛：

关元。

积气痛：

肾俞、石关。

气块痛：

梁门。

积块胀痛：

脾俞、章门。

积聚痛：

    幽门、中极。

奔豚痛：

    气穴、章门。

疝痛：

    小肠俞、中膂俞、白环俞、四满、蠡沟、关元、石门、气海、阴交、关元、气
    海、中脘、命门、悬枢。

胃痛：

    公孙、膈俞、俞府。

胃脘痛：

    商丘。

腹痛：

    鱼际、温溜、下廉、外陵、气冲、足三里、丰隆、陷谷、太白、公孙、阳陵泉、
    腹哀、脾俞、胃俞、三焦俞、小肠俞，膀胱俞、合阳、承山、昆仑、照海、筑
    宾、肓俞、石关、阴都、内关、大陵、外关、支沟、关元、气海、阴交、中脘、命
    门、悬枢。

少腹痛：

    陷谷、承筋、京门、居髎、太冲、曲泉、石门、阴交、巨阙。

小腹痛：

    水道、气冲、髀关、阴市、商丘、漏谷、小海、下髎、照海、水泉、交信、带脉、
    五枢、大敦、行间、蠡沟、中都、曲泉、阴包、急脉、曲骨、石门、气海、阴交。

腹胁痛：

    府舍。

脐痛：

    天枢、外陵、阴陵泉、涌泉。

脐腹痛：

    阴谷、大敦。

绕脐痛：

    天枢、腹结、大肠俞、阴交、水分。

侠脐痛：

    关门、天枢、上巨虚。

脐上痛：

    下脘。

脐下痛：

    三阴交、四满、关元。

肠痛：

  关门、上巨虚、阴陵泉、大杼、阳纲、四满、内关、大敦、阴交、长强。

《医宗金鉴》

腹痛：

  陷谷、太白、巨阙。

寒疝少腹痛：

  陷谷。

头晕少腹痛：

  内庭。

阴挺少腹痛：

  曲泉。

心脾痛：

  隐白。

脾痛：

  间使。

胀满积块坚满疼痛：

  三焦俞。

少腹胀痛：

  膀胱俞。

疝气痛：

  涌泉。

腹胀胁肋痛：

  悬钟。

少腹系肾痛：

  丘墟。

《备急千金要方》

腹痛：

  天枢、外陵、气冲、足三里、丰隆、公孙、商丘、地机、冲门、腹结、腹哀、膈俞、小肠俞、合阳、昆仑、太溪、照海、复溜、阴谷、四满、肓俞、商曲、行间、中都、中极、石门、气海、阴交、上脘、巨阙、鸠尾。

少腹痛：

  商丘、阴陵泉、委中、涌泉、太溪、照海、关元、石门、水分、带脉、五枢、侠溪、蠡沟、曲泉。

小腹痛：

  列缺、气冲、商丘、肾俞、委阳、承筋、承山、涌泉、照海、复溜、四满、大敦、中封、阴包、关元、石门、阴交。

胀满痛：

温溜、水道、气冲、陷谷、漏谷。

腹痛：

冲门、脾俞、大肠俞、阳纲、足三里、胞肓、中极、天枢。

《外台秘要》

腹痛：

鱼际、云门、丰隆、足三里、阴市、外陵、气冲、太白、公孙、地机、腹哀、冲门、极泉、陷谷、大巨、昆仑、承山、膈俞、复溜、商曲、肓俞、足临泣、蠡沟、巨阙、水分、中极。

少腹痛：

水道、承山、承筋、譩譆、肾俞、小肠俞、涌泉、照海、带脉、京门、蠡沟、曲泉、阴包、巨阙、石门。

腹䐃切痛引心：

复溜。

肠鸣而痛：

温溜、下巨虚、陷谷。

心下胀满痛：

手三里。

腹胀满皮肤痛：

内庭。

胃脘痛：

下巨虚。

肠中痛：

天枢、商丘。

膈痛：

足三里。

乳痛：

梁丘、乳根。

胃痛：

不容、阴陵泉、四满。

绕脐痛：

天枢、腹结、太冲。

脐疝绕脐痛：

石门。

胞络中痛：

　　天枢。

肠胃切痛：

　　天枢。

脾胃肌肉痛：

　　三阴交。

腹暴痛：

　　昆仑。

腹皮痛：

　　会阴。

腹中气胀引背痛：

　　脾俞。

小腹痛：

　　涌泉。

肠澼泄切痛：

　　四满。

腹脐痛：

　　大敦。

心腹中卒痛而汗出：

　　石门。

暴疝痛：

　　关元。

脐痛：

　　关元。

少腹与背控暴痛：

　　中极。

第六节　腰　背　痛

一、肩胛痛

　　肩胛痛在许多肩胛部组织损伤的疾病中都可以出现，如肩胛肋骨综合征、弹响肩胛、背阔肌肌膜炎、冈上肌肌腱炎等。针灸可以按照中医的辨证论治消除这些不同疾病中出现的肩胛痛。

　　【病因病机】引起肩胛痛的因素很多，但主要是由于过劳或长期保持一个姿势,使肩胛部肌肉劳损,局部气血供养不足,复受风寒湿邪外侵,经络阻滞,气血运行不畅。再者就是活动不慎,损伤肩胛部肌肤筋骨,使脉络不通,气血郁滞。

【临床表现】

1. 风寒闭阻

【主证】 肩胛部酸痛,常由过劳或久呆一个姿势引起,恶风怕冷,遇寒则剧,喜温喜揉,得热则缓,一般不伴有全身症状。

【治则】 疏风散寒,疏通经络。

【取穴】 局部火针。

【穴解】 根据寒者热之的法则,我们对此证施以火针,火针一方面可以温阳散寒,另一方面可以温通气血,促进血行,寒气散,脉道通则痛止。

【典型病例】

陈某,女,54 岁。

主诉:右肩胛处痛 6 年,时重时轻,酸楚不适,食欲正常,二便正常。舌苔白,脉沉细。

辨证:证系阳气不足,卫外不固,汗出当风,阻滞经络,气血不畅所致。

治则:温通经络,祛风止痛。

取穴:火针点刺。共针 15 次痊愈。

2. 气血瘀滞

【主证】 肩胛部刺痛,痛处固定不移,活动困难,动则痛剧,或伴有局部瘀血肿胀。

【治则】 活血化瘀,通经活络。

【取穴】 对侧相应反应点。

【穴解】 根据人体的对称特点和气血经络的交叉流注理论,选取对侧相应反应点,临床上每每起到良效,尤其是对局部疼痛的疾病,由于疼痛使得局部肌肉紧张收缩,难以行针,而针刺对侧可起到移神住痛的作用。

【典型病例】

周某,男,50 岁。

主诉:参加劳动时,突然感到左侧肩胛缝隙处疼痛,5~6 日后痛势加剧,继之波及左侧胁部疼痛不已,呼吸加剧,咳则更甚,经服药物后无效,舌质紫黯,脉弦紧。辨证为气机不畅,劳动时用力不当,致使气滞,阻塞经络。治疗以通经活络,行气止痛。取穴:丘墟透照海、曲池(患侧)。手法:行捻转手法,先补后泻。留针 30 分钟。起针后,气舒而痛止,欣然而去。

二、脊柱痛

我们在临床上,遇到过许多例主诉为脊背痛的病人,确切地讲是在胸椎段痛,往往这些病人都经过许多西医诊治,检查不出任何其他病理征象,得不出明确诊断,无从治疗。对此种病人从中医的角度认识,用针灸治疗往往奏效。

【病因病机】背柱中线为督脉所过,两边为足太阳膀胱经脉所行,督脉总督一身之阳,太阳又为三阳、巨阳、大阳,为阳气最盛之经,故脊柱上的某点疼痛为阳气不足,失于温养,气血运行滞涩所致。

【临床表现】胸段脊柱痛,劳则加重,畏寒肢冷,脉沉迟。

【治则】温补阳气,通行气血。

【取穴】中渚。

【穴解】中渚系手少阳三焦经俞穴。三焦主气化,有温肌肉、充皮肤之功,针刺中渚穴能振奋督脉被阻遏之阳气,使经脉通而痛止。

【典型病例】

鞠某,女,57 岁。

主诉:自述从 1983 年 6 月开始后背脊柱正中有时一处疼痛,后来审痛。吃东西时里边即痛,食酸辣食物之后亦痛,泛酸,嗳气,烧心,在某综合医院检查诊断为"十二指肠息肉"。后又在某综合医院服中药百余剂,其他症状减轻,但脊柱一处仍疼痛不减,脚浮肿,腹部发胀。

既往有风湿性心脏病 9 余年。

面黄舌苔薄白。脉沉滑。

辨证:证系气机不畅,气血瘀滞于督脉,不通则痛。

治则:调理气机,疏通气血。

取穴:中渚。

第 2 次来诊,自述上次针后疼痛即止,次日上午亦未痛,下午感微痛。

继续针刺中渚。并加内关穴以加强心脏之机能。共 5 次痊愈。

三、腰肌劳损

【病因病机】本病多因外伤或劳累使腰部肌肉受损,或感受风寒湿,脉络阻滞,气血运行障碍,而致腰部疼痛。

【临床表现】多有陈伤宿疾,劳累时加剧,腰部触之僵硬或牵掣感,其痛处固定不移,转则为甚。

【治则】补肾强腰,舒筋活血。

【取穴】肾俞,委中。

【穴解】肾俞为膀胱经之穴位,位于腰部,因为腰为肾之府,肾又主骨,故针肾俞可补肾强腰,疏通局部气血。委中为足太阳膀胱经之合穴,是治疗腰背痛之常用穴,《四总穴歌》中有:"腰背委中求",二穴相合治疗腰痛颇佳。

【典型病例】

周某,女,45 岁。

主诉:腰酸痛两周,4 天前看京戏疲劳太甚,因而疼痛加重,不能转侧,不得昂仰,久坐则痛,按之则舒,时或痛连少腹。

舌质淡,苔白,脉象细弱。

辨证:证系肾虚腰痛,久坐固然伤肉,但肾不虚不会引起腰痛,肾主骨通于腰,致使腰部气血濡煦失常,是以腰部疼痛,复兼下焦虚寒,故少腹时痛,脉细弱,舌质淡苔白皆为肾阳不足之候。

治则:温肾强腰,通经散寒,舒筋活络。

取穴:肾俞针加灸以温肾壮阳强腰。委中通经散寒,舒筋活络。

共治疗 6 次疼痛消失,一如常人。

四、腰椎间盘脱出

腰椎间盘脱出是以腰痛为主要症状的临床疾病,多由腰部肌肉虚损薄弱,又突受外力所致。

【病因病机】本病因腰部屡受损伤或其他原因,使腰椎周围纤维软骨变性、萎缩、韧性降低,再加上突然外力损伤,造成纤维软骨破裂,腰椎间盘的髓核向后突出,压迫脊髓或神经根。中医学认为,本病乃由腰肌劳损或外受风寒,又突遭外伤,致局部气滞血瘀,经脉闭阻不通引起。

【临床表现】

常见腰痛,髋痛,咳嗽,喷嚏或用力时可使疼痛加重。脊椎棘突上方或在旁侧有固定的压疼点,脊柱常发生侧弯,下肢肌肉可萎缩。

【治则】行气活血,疏通经络。

【取穴】养老,昆仑,后期加伏兔。

【穴解】养老为手太阳小肠经之郄穴,常用以治疗急性腰痛。昆仑穴为足太阳膀胱经之经穴,刺之可疏通经气,止腰腿痛,后期加伏兔,伏兔为足阳明胃经之穴,可以鼓舞气血以养肌肉。

【典型病例】

例1 纪某,男,41 岁。

主诉:在劳动中不慎腰部即感疼痛,尚能活动,次日起床时疼痛加剧,不能下地大小便,由人搀扶至厕所,送往附近某医院检查,经拍片确诊为"腰椎间盘脱出"。除对症治疗外,嘱其回家睡硬板床休息。次日疼痛不减,且有加重之势。故求针灸治疗,来诊时痛苦病容,大汗出,呻吟不已。

面黄,舌苔白,脉紧。

辨证:证系肾素虚,加之努力劳动,督脉及太阳之阳气被阻,气血瘀滞所致。

治则:调理气机,通经活络。

取穴:昆仑。

当时止痛,共针 10 次痊愈。

例 2 曹某,女,50 岁。

主诉:腰痛 9 余年。

病史:1992 年开始出现腰痛,诊为腰椎间盘突出症($L_{4,5}$~ S_1)时轻时重,近 1 周腰痛加重,站立及行走后、咳嗽时痛加重,卧床时减轻。伴有舌面溃疡。

望诊:舌淡红,苔白。

切诊:脉沉细。

其他:白塞病 12 年,甲状腺瘤手术后。

西医:腰椎间盘突出症。

辨证:肾亏,腰失所养。

治则:补肾健腰。

取穴:①养老、劳宫、照海。

  ②阿是。

刺法:①毫针。

  ②火针。

经 10 次治疗,诸症消失。

五、肾 炎

肾炎是以腰痛,水肿及尿改变为临床症状的疾病,有急性和慢性两种。在中医属于"水肿"、"风水"、"虚劳"和"腰痛"的范围。

【病因病机】 本病的发生主要与肺脾肾有关,实证多由风邪外袭,肺失宣降,不能通调水道,下输膀胱,至水液内留所致,或由湿邪内侵,困于脾土,脾失运化,水湿内停。而虚证多由实证日久,正气渐衰,肾阳下虚,不能主水,脾气中亏,失于运化,水湿内生所致。

【临床表现】

1. 实证

【主证】 急性肾炎多为实证,症见恶风,恶寒,发热或身热不重,暴起目睑浮肿,继之四肢,全身皆肿,来势迅猛,肢节酸重,腰痛,小便不利,舌苔薄白,脉浮紧。

【治则】 宣肺健脾,通调水道。

【取穴】 肾俞。浮肿严重者针人中,灸水分,小便少者,针温溜、偏历。

【穴解】 肾俞为膀胱经的穴位,是肾的背俞穴,具有补肾,促进膀胱气化的功能。人中为督脉穴位,督脉总督一身之阳,阳气盛可促进水液运行,从而消除水肿,水分为任脉之穴,具有通调水道、利尿消肿之功,温溜和偏历可通过调理气机而通利小便。

2. 虚证

【主证】水肿以四肢为明显,按之凹陷不起,腹胀、脘闷,面色萎黄,畏寒肢冷,尿少大便溏,苔白滑,脉沉缓。

【治则】补肾温阳,利尿消肿。

【取穴】灸关元,肾俞。手法补法。

【穴解】关元为任脉之穴,是肾原之气所居之处,灸关元具有温肾壮阳、利尿消肿之功。肾俞,补益肾气,强身利尿,是治本病之要穴。

【典型病例】

例1 郑某,女,4岁。

代诉:因周身浮肿腰痛于1984年10月4日去某医院检查治疗。化验结果:尿常规,蛋白(++),白细胞0~2,红细胞1~3。验血结果:血红蛋白130g/L,白细胞6600,中性粒细胞0.39,酸性粒细胞0,淋巴细胞0.56,单核细胞0.05。诊断为"肾炎"。收入院治疗,1周后尿蛋白(++++),重度浮肿,确诊为"肾病综合征",服用泼尼松30mg,45天后浮肿开始消退,出院门诊治疗,尿蛋白(+),服泼尼松15mg,两周后尿蛋白(-)。

1985年3月5日复诊,化验尿蛋白(+++),一直到5月病情时重时轻,转某医院治疗,服泼尼松,病情仍无改善,尿蛋白(+++)。6月份求治于针灸科。

面部萎黄,舌质淡,苔白。脉沉细数。

辨证:证系先天不足,肾主五液,肾虚无力分泌尿液,故水湿泛滥,遍身水肿。

治则:补肾行水。有计划地减少泼尼松的用量。

取穴:肾俞。

于1986年1月停服泼尼松,虽患感冒、咽炎,肾病未发,尿蛋白(-)。

例2 吴某,女,37岁。

主诉:腰痛、尿血、眼睑肿3年余。

病史:自3年前感冒后,引起扁桃体发炎,后出现血尿,全身水肿,查尿常规:PRO^{4+}、BLD^{3+},肾功能肌酐、尿素氮不正常,在某医院诊为"慢性肾小球肾炎",经服雷公藤毒甙片,效不显,后在某医院服中药治疗,肌酐、尿素氮正常,尿Rt:PRO(-)、BLD^{2+},全身水肿减轻,仍腰痛、双肩胛之间疼痛、纳少、眠差、多梦、大便调、小便频数(夜间为甚),伴月经期延长、周期短、色淡,全身散在皮疹。

望诊:舌体大、边有齿印,苔白。

切诊:脉沉弦。

西医:慢性肾小球肾炎。

辨证:肾虚水泛。

治则:补肾化气利水。

取穴:①人中、水分、水道。②肾俞、大肠俞、中膂俞、白环俞、四神聪、三阴交。③阿是。

刺法:①点刺;②毫针;③火针。

【附】针灸治疗输尿管结石 26 例临床观察

贺教授与弟子曲延华大夫在针灸临床中运用三通法,治疗了 26 例输尿管结石患者,其中有 23 例急性发作,采用了条达气机、培补脾肾、通利水道之法,取得较满意的疗效,现介绍如下:

(一)临床资料

治疗 26 例输尿管结石,24 例为男性,2 例为女性;年龄最轻的 23 岁,长者 60 岁;病程短的 1~15 天,长的 2 个月~4 年;有血尿的 8 例;X 线腹平片显示阳性结石者 18 例,未见者 8 例;查肾图梗阻者 11 例,正常 5 例,未查者 10 例。病员入院后即行针刺治疗,一次止痛者 16 人。疼痛明显减轻者,行二次针刺,止痛者 6 人。起针后,还有隐痛,影响活动和睡眠者,再行第三次治疗,止痛者 1 人。以上 3 次治疗均在 1 天内完成。连续治疗 8 次才止痛者 1 人。其中在入院时疼痛不明显者 2 例。经过 1~60 次的针刺治疗将结石排出者有 21 例,绝大多数在 5~20 次排石。有 1 例是因输尿管中段呈钩状畸形,病程长达两年,经他院服中、西药及"总攻"疗法均无效而来我院针刺治疗,经针治 60 次,结石排出体外,所有排出的结石大小不等,形状各异,有呈泥沙样,小的如绿豆大,中等的如黄豆大,大的如小蚕豆大。形状有的带棱角,有的如桑椹,有的较光滑。颜色有灰白、黄白、乳白及棕褐色,质地有的较松散,有的很坚硬。1 例治疗 1 个月,结石才下降 1cm,另 1 例因家中有事,仅治疗几次就中断了,3 例治疗后结石位置无变化而症状消失(表 3-5-1,表 3-5-2)

表 3-5-1　病员一般情况和检查结果　　　　　　　　　　　　(例)

性别		年龄(岁)	病程	阳性结石	阴性结石	肾图			血尿
男	女					梗阻	正常	未查	
24	2	23~60	1 天~2 年	18	8	11	5	10	8

表 3-5-2　针刺止痛情况　　　　　　　　　　　　(例)

1 次	2 次	3 次	8 次	无明显疼痛者
16	6	1	1	2

(二)典型病例

1. 安某,男,40 岁,干部,入院日期:1980 年 7 月 31 日。

问诊:1980 年 7 月中旬,左腰微疼,服中药后痛止。7 月 23 日晨,左腰酸疼 2 小时,31 日 4 时左腰又痛,以酸为主,重时牵引左腹也痛,31 日 10 时左右,左腰腹绞痛难忍而来我院急诊。查尿常规有多数红细胞/高倍视野;X 线腹平片示:左腰 2~3 椎旁输尿管走行处,可见一枣仁状密度高的阴影。病员从 1987 年以来常有左腰腿疼痛。

望诊:痛苦面容、苔白。

脉象:左腹部有压痛,左腰部有叩击痛;脉:略弦,尺弱。

病机分析:腰为肾之府,肾虚则腰痛。肾气不足,三焦气化失常,致水湿内停,尿中杂质易于沉积,结为沙石,刺激"小路"产生疼痛。

辨证:肾气不足,三焦气化失司所致。

治则:条达气机,补肾通淋。

配穴:蠡沟、中封、三阴交、水泉、关元,针刺 1 次立即止痛,针治 9 次,排出一绿豆大的褐色结石,复查 X 线腹平片,结石影消失,尿常规正常,症状消失,痊愈出院。

2. 操某,女,23 岁,工人。入院日期:1980 年 10 月 22 日。

问诊:病员于 2 年前开始腰痛,无力。查尿中有数个红细胞/高倍视野,尿蛋白+~＋＋,因症状轻没注意。直至今年 7 月,在外地医院拍摄 X 线腹平片。诊为:双侧输尿管结石。又做逆行膀胱造影证实,右侧输尿管呈钩状畸形,结石正在弯钩中,经住院治疗无效,建议手术治疗,病员未同意,出院后,又服排石汤近 30 付,曾采用 2 次"总攻"法治疗,未能排石,于 1980 年 10 月 22 日来我院收住院治疗。病员平时易忧郁,不能多饮。查:X 线腹平片示:双侧输尿管走行区可见阳性结石(右第四腰椎横突处,左第三腰椎横突下)。肾图:右侧 bc 段均延缓,排出段呈痉挛图形,左侧呈梗阻图形。尿常规,红细胞 5~7 个/高倍视野。

望诊:苔白,舌边有齿痕。

脉象:两少腹有按压痛,双肾区有叩击痛;脉:略滑数,尺弱。

病机分析:病员脉滑数,饮水不多,苔白边有齿痕,为脾不健运、水湿内停之象,平时生闷气则肝郁木旺,更克脾土,水湿蕴久化热,湿热郁结,阻滞不通,结于下焦,热则煎熬尿液,形成沙石,刺激"小路"而生疼痛。

辨证:肝木乘土,脾不健运,湿热郁结下焦所致。

治则:疏肝健脾,通结利水。

配穴:中封、蠡沟、水道、三阴交。

针治 2 次后,左侧结石下降 3cm,针治 15 次后,结石下降 12cm,针治 30 次后,结石下降 13cm(均由 X 线腹平片证实)。针治 60 次后,有一 0.6cm×0.5cm 大之结石通过畸形之输尿管下降至膀胱,排出体外,复查肾图,右侧正常,X 线腹平片证实后右侧输尿管结石影消失。至于左输尿管结石,治疗毫无改变。做 B

超:左肾积水,明显肿大。因影响肾功能,故建议转院手术治疗。出院后电话随访,得知左侧输尿管已长息肉,结石镶在息肉内,结石不得出乃息肉故。

(三)讨论与体会

1. 抓住结石形成的三个主要原因:输尿管结石是淋证之一,常见一侧腰部或少腹部发生胀痛或剧痛,牵引小腹,尿痛,排尿困难或中断,并兼有气淋的症状。《金匮要略》:"淋之为病,小便如粟状,小腹弦急痛引脐中。"著名医家尤在泾按巢氏云:"淋之为病,由肾虚而膀胱热也,肾气通于阴,水液下流之道也。膀胱为津液之腑,肾虚则小便数,膀胱热则水下涩,数而且涩,淋沥不宣,故谓之淋。"所以后世医家一般认为,淋证系由于肾虚,湿热蕴毒结于下焦所致。

结石的形成主要与肝、脾、肾三脏有关。①与肾有关:肾主水,藏精,司二便,肾虚则精亏,气化温煦力弱,尿中杂质易于沉积而成砂石。②与脾有关:脾不健运,寒湿郁久化热,结于下焦,尿液受湿热煎熬形成砂石。③与肝有关:肝主疏泄,喜条达,若因七情所伤,肝郁气滞,升降失序,引起三焦的气化失司,水液通利失常,再则肝肾同源,肝气不疏亦可影响肾的正常功能,这也可使尿中杂质逐渐凝结成石。总之,三脏不仅在单一病变的情况下产生结石,而且往往是相互影响,逐渐形成砂石,因此调整气机,增补脾肾,通利水道就成为治疗输尿管结石的理论根据。

砂石既已形成又如何将它排出呢?这在古典医籍中多见以疏导膀胱,利尿镇痛为主。

砂石不是一朝一夕结成的,其形成的主要原因是本虚,当正气不足时而发病。在治疗时,体质尚可的病员,可用针刺或药物利尿的办法通淋排石。事实证明,运用条达气机,培补脾肾,通利水道之法,使肝气疏泄,气机条达,后天充足,精血充沛,肾气充实,上焦得肃降,中焦得通畅,下焦得开塞,肝、脾、肾等脏的功能恢复正常,泌尿系各组织器官活动增强,尿量增多,就能将砂石下降,排出体外。这就是"源清流清"的道理。

从经脉循行来看,输尿管结石痛在腰部及少腹,牵引小腹亦痛,根据立法,选取了足厥阴肝经,足少阴肾经和足太阴脾经,以及与其相表里的多气多血的足阳明胃经及任脉。

2. 选择对穴增进疗效

(1)中封、蠡沟穴:都是足厥阴肝经穴位。中封为经穴,主疝瘕,脐和少腹引痛,腰中痛,阴暴痛等征,蠡沟为络穴,别走足少阳,与三焦相通,主少腹痛,阴跳腰痛,阴暴痛,小便不利等证,两穴合用,有疏肝利气,通结止痛利尿的作用。

(2)天枢、水道穴:是多气多血的足阳明胃经腧穴。天枢穴为手阳明大肠经之募穴,主治脐腹胀痛,切痛,有疏调肠腑,理气消滞的作用。水道穴主治小腹胀满,痛引阴中,有通利水道之功。二穴同用,有利尿止痛之效。

（3）关元、三阴交：关元穴是任脉的穴位，为小肠经之募穴，足三阴、任脉之交会穴，可补肾益气，三阴交穴为足太阴经之腧穴，与足厥阴和足少阴经交会，可健脾补肾，调气利水，两穴搭配，能培补脾肾，调气通淋，主治气癃，溺黄之症。

（4）三阴交、水泉：水泉穴为足少阴肾经的郄穴，肾属水，针水泉配三阴交有扶正祛邪，疏窍利水之妙。诸穴配五，共同达到调整气机，培补脾肾，通利水道之目的。

在 26 例病员的治疗中均用了中封、蠡沟穴，止痛效果肯定。有的患者在来诊前应用阿托品及哌替啶无效，疼痛难忍，抱腿咬牙大汗出，当针中封、蠡沟穴后，针下痛止，从此再无剧痛发作。看来，中封、蠡沟穴有条达气机，舒筋活络止痛的作用。其他配穴，可根据辨证，选择一两对穴位进行治疗。

3. 先补后泻不伤正气：在手法上，26 例用中封，蠡沟穴治疗中均采用"龙虎交战法"。先补阳数 9 次，后泻阴数 6 次，使之得气，感应虽强烈但不伤正气。犹如欲跃而先退，针欲泄而先补也。其作用优于平补平泻，临床上镇痛效果颇佳，而无副作用，若在疼痛发作时即行针刺治疗，不但可以立刻止痛，解除病员痛苦，而且还可提高结石的排出率。

26 例中，有 3 例经针刺治疗后，结石位置无明显变化，其中有 2 例是在入院时症状就不明显，结石亦稍大些，可见结石的排出与结石的位置、大小、形状和"小路"的蠕动（痉挛与扩张）有关。由此说明，针刺治疗输尿管结石是有选择性的。

六、治痛腧穴文献记载

《甲乙经》

背痛：

　　太渊、胸乡、心俞、魂门、关元。

脊痛：

　　尺泽、胃俞、委中、阳谷、中极。

腰痛：

　　手三里、缺盆、气街、伏兔、足三里、太白、阴陵泉、少海、中膂俞、上髎、次髎、中髎、下髎、殷门、委阳、委中、志室、承筋、秩边、飞扬、昆仑、仆参、申脉、京骨、束骨、涌泉、大钟、复溜、京门、阳辅、足临泣、行间、太冲、中封、蠡沟、阴包、章门、长强。

腰胁痛：

　　环跳。

腰腹痛：

　　命门。

腰背痛：

　　大杼、小肠俞、膀胱俞、承扶、胞肓、承筋、飞扬。

腰背痛：

　　水道、肺俞、合阳、气穴。

腰髋痛：

　　石门。

《外台秘要》

背痛：

　　太渊、二间、胸乡、列缺、魄户、魂门、膈关、心俞。

腰痛：

　　手三里、阴市、气冲、太白、阴陵泉、小海、束骨、京骨、申脉、仆参、昆仑、承筋、委中、委阳、殷门、志室、肾俞、大肠俞、中膂俞、次髎、中髎、下髎、涌泉、大钟、复溜、足临泣、阳辅、京门、居髎、行间、太冲、中封、蠡沟、阴包、章门、腰俞、长强。

腰胁痛：

　　丘墟、环跳。

腰背痛：

　　承山、承筋、大杼、肺俞。

腰背尻臀阴寒大痛：

　　承扶。

背痛：

　　附分、胃仓。

背内廉痛：

　　阳谷。

腰背痛：

　　飞扬、合阳、胞肓、小肠俞、膀胱俞、头窍阴、章门、中极、玉堂。

咳引尻痛：

　　鱼际。

胸背痛：

　　经渠、幽门、行间。

《资生经》

背痛筋挛：

　　胃俞。

背膝胀痛：

　　阳谷。

背内廉痛：
　　阴谷。
子脏有恶血,内逆满痛：
　　四海、石门。
腰痛：
　　气冲、阴市、阴陵泉、太白、地机、少海、脾俞、大肠俞、中髎、肾俞、三焦俞、中膂俞、胞肓、肝俞、次髎、委阳、膀胱俞、飞扬、承筋、昆仑、京骨、束骨、关元俞、秩边、仆参、申脉、下髎、气海、上髎、殷门、涌泉、然谷、京门、绝骨、阳辅、居髎、中封、行间、太冲、蠡沟、中极、长强、腰俞、十四椎、三里、昆仑、申脉、八髎、人中。
腰脊痛：
　　水道、三焦俞、志室、胞肓、承山、飞扬、光明。
腰背痛：
　　大肠俞、肺俞、志室、胞肓、合阳、次髎。膀胱俞、承筋、白环俞、复溜、大钟、气穴、章门。
腰背疝痛：
　　中膂俞、小肠俞、白环俞。
腰脚重痛：
　　委中。
腰痛夹背至头几几然：
　　委中。
腰尻痛：
　　昆仑。
腰胁相引急痛：
　　至阴、环跳。
腰髋痛：
　　白环俞、肩井、腰俞。
腰腹相引痛：
　　命门。
腰胯痛：
　　环跳。
《铜人》
腰腹相引痛：
　　命门。
脊痛：

胃俞。

背痛：

膈关、意舍。

背膊痛：

魄户、巨骨。

腰髋疼：

白环俞、肩井、腰俞。

腰膝冷痛：

上髎。

腰尻痛：

昆仑。

腰引少腹痛：

居髎、太冲。

腰胯痛不得转侧：

环跳。

腰尻引中腹痛：

阴包。

《针灸大成》

背痛：

膈俞、阳纲、志室、天突。

背脊痛：

胃仓。

背膊痛：

魄户。

膺背胛间痛：

天泉。

背痛：

脾俞。

腰痛：

气冲、髀关、梁丘、足三里。太都、太白、地机。肾俞、大肠俞、关元俞、上髎、次髎、中髎、下髎、秩边、承筋、跗阳、京骨、涌泉、大钟、京门、行间、中封、章门、气海、阴交。

腰背痛：

尺泽、合谷、大杼、肺俞、中膂俞、白环俞、胞肓、昆仑、束骨、大钟、复溜、气海、中注、章门、长强、腰俞、至阳、身柱。

国医大师
贺普仁
针灸心法丛书

《针灸治痛》

腰背痛：

　　风池。

腰胯痛：

　　环跳、丘墟、腰俞。

腰髋痛：

　　白环俞、天井。

腰尻痛：

　　阴包。

腰脚痛：

　　申脉。

《针灸集成》

背痛：

　　三阴交、丘墟。

腰痛：

　　二间、阳溪、人迎、髀关、足三里、大都、太白、地机、阴陵泉、养老、肾俞、大肠俞、白环俞、次髎、下髎、委中、秩边、承山、跗阳、昆仑、仆参、申脉、涌泉、横骨、中渚、耳门、肩井、行间、大冲、中极、腰俞、命门。

腰背痛：

　　手三里、委中、承山、飞扬、昆仑、风池、腰俞。

腰脊痛：

　　合谷、大杼、肺俞、三焦俞、小肠俞、膀胱俞、中膂俞、白环俞、委阳、委中、神堂、胞肓、京骨、太溪、大钟、复溜、气穴、中注、章门、至阳、身柱、水沟。

肩痛：

　　少海、肩贞、秉风、委中、肩髎。

肩胛痛：

　　腰俞、肩外俞。

肩背痛：

　　中府、尺泽、太渊、商阳、合谷、手三里、水道、腕骨、天柱、谚讂、中渚、天井、京门。

肩脊痛：

　　五枢、太冲。

腰腹痛：

　　水道。

腰髀痛：

　　京门。

腰尻痛：

    昆仑。

腰胯痛：

    足三里、环跳。

腰腿痛：

    五枢、丘墟。

腰股痛：

    肾俞。

腰膝痛：

    上髎、束骨、绝骨。

腰胕痛：

    阳辅。

腰脚痛：

    申脉。

背痛：

    胃俞。

脊背痛：

    肝俞、膏肓、胃仓。

背痛：

    三间、胸乡、意舍、中渚、带脉。

《医宗金鉴》

腰痛：

    肾俞。

腰背疼痛：

    大肠俞、膀胱俞。

气滞腰痛：

    复溜。

腰胯股膝筋挛疼痛：

    委中、环跳。

《备急千金要方》

腰痛：

    气冲、阴市、足三里、太白、阴陵泉、膀胱俞、上髎、次髎、下髎、殷门、委阳、志室、承筋、飞扬、申脉、束骨、涌泉、京门、居髎、阳辅、行间、太冲、蠡沟、长强、腰俞。

腰背痛：

小肠俞、中膂俞、白环俞、次髎、委中、胞肓、合阳、承筋、大钟、气穴。
腰背尻臀股阴寒痛：
　　　承扶。
背痛：
　　　天宗、附分、膈关、秩边、京骨。
背痛：
　　　委中、阴谷。

第七节　前后阴痛

一、尿路感染（淋）

本节所讨论的尿路感染主要是下尿路感染，包括膀胱和尿道感染，此病女性的发病率高于男性。它属于中医学的"淋证"范围。

【病因病机】本病的发生多由素食肥甘厚味，湿热内盛，湿热下注膀胱，影响膀胱气化，而致尿频、尿急、尿痛发生。或由心火亢盛，下移小肠，尿路受灼，尿赤尿痛所致。

【临床表现】尿痛，或引少腹，尿频急，尿色深黄甚至发赤，或伴恶寒发热，或伴心烦口渴，舌红，苔黄腻、脉滑数。

【治则】清利湿热、利尿通淋、疏导膀胱气机。

【取穴】关元，中极，水道，三阴交，若尿道痛重者加中封。

【穴解】关元、中极均为任脉俞穴，共居下腹部，与膀胱相邻，关元又为小肠募穴，中极为膀胱募穴，故此二穴具有疏利膀胱，泌尿通淋之功。水道可疏理气机，通调水道，促进排尿。三阴交为脾经穴位，可运化水湿，协助上三穴清利湿热，利尿通淋。中封为肝经之经穴，肝经循少腹绕阴器，故通过刺中封可调理肝气，从而利尿止痛。

【典型病例】
贾某，女，46 岁。
主诉：小便急、频、短赤，尿道痛，每日数次，已两天，腰酸无力，食欲尚可，大便正常。
脉滑数，舌苔薄黄。
辨证：证系下焦湿热，膀胱失利。
治则：泄热利尿。
取穴：关元，水道，中极，三阴交。
用泻法，针后当日下午尿频、尿急、尿痛均减轻。共针两次痊愈。

二、前列腺炎（癃闭）

【病因病机】前列腺炎相当于中医学"尿浊"、"膏淋"等病。此病与脾、肾关系最为密切，脾失健运，湿邪内停，郁久化热，注于下焦，肾虚，气化不利，清浊不泌，故形成肾虚下焦湿热的局面，导致尿痛、尿浊的出现。

【临床表现】尿时涩痛，尿急、尿热、尿频、尿后滴沥，尿白浊如泔浆，或伴腰酸软，舌苔黄腻，脉濡。

【治则】补肾化浊，调理气血。

【取穴】关元，大赫，气冲，三阴交。

【穴解】关元，大赫均为肾经之穴，可以补肾气，助肾之气化；气冲为胃经穴位，可以调理脾胃，促进运化，补充精髓。而且以上三穴均位于下腹部，具有调理下焦气机之功，以止尿痛。三阴交健脾利湿，分泌清浊，可助以上三穴。

【典型病例】

王某，男，67岁。

主诉：尿频、尿急、尿痛3天。患者于1984年出现过尿痛、尿血、尿液含有砂浊，于是到某医院就诊，诊为前列腺肥大、膀胱结石。予以西药治疗，服药后排一瓜子大小的石头，症状缓解。1年多情况良好。但1986年9月中旬，由于洗澡水稍冷，当夜出现尿频急、涩痛及血尿，次日到某医院予以安尿痛和清热利尿，排石止血的中药，疗效不佳，即来针灸治疗。尿频、尿痛、血尿，前阴疼且引少腹，伴耳鸣，口干渴、舌红少苔且干，脉弦滑略数。

辨证：近于古稀之年，肝肾不足，膀胱气化失常，水道不利。

治则：滋补肝肾，引火归原，加强气化。

取穴：关元、大赫、三阴交、中封。

采用先补后泻手法，经过4次治疗，全部症状消失。

三、外阴白斑

外阴白斑是指出现在外阴部局限性或弥漫性萎缩性白色病变。女性任何年龄组都有可能发生。中医称之为"阴疮"。

【病因病机】前阴为足厥阴肝经循行之处，肝为风木之脏，赖精血濡养，才能疏泄畅达，若精血不足，足厥阴肝经经气不能达前阴，局部气血不足则可见色白、阴痒诸症。

【临床表现】早期阴部多红肿，继而皮肤变厚、变白，并发生裂纹。此时患者多感阴部瘙痒或疼痛，有时甚至因搔抓而诱致成皮炎。白斑严重时亦可蔓延到会阴部或肛门周围。

【治则】祛风清热止痒。

【取穴】阿是穴。

【刺法】以粗火针,用速刺法,点刺局部隆起处。

【典型病例】

例1 来某,女,57岁。2年前,发现右侧外阴有一如枣大小的肿物,疼痛、瘙痒,有时右侧大腿内侧也疼痛,走路较多后疼痛加重。经某肿瘤医院活检确诊"恶性肿瘤"。

望诊:外阴白色斑块,右侧有1cm×2cm的肿物,呈紫褐色。面黄少华、体瘦、舌质淡、苔薄白。

脉象:沉细。

辨证:肝郁气滞,情志不遂所致。

治则:温通经脉,疏肝解郁,调和气血。

取穴:阿是穴。

刺法:以粗火针,用速刺法,点刺局部5~7针。每周1次。

一次火针治疗后,大腿内侧疼痛明显减轻,肿物未见缩小。二次治疗后肿物渐小,但瘙痒仍未明显减轻。三诊后,局部已无痛感,周围仍瘙痒。十次火针治疗后,肿物缩小。体重增加,面色较前有光泽。现正在治疗和观察中。

例2 杜某,女,58岁。

主诉:外阴色白,瘙痒15年。

病史:15年前,患者外阴部颜色变白,瘙痒,起小水疱,破后则疼痛难忍。曾用激光、胎盘组织浆注射液、针灸、中药外洗、内服中药等多方医治,病情略有好转,白斑颜色变深,去年因爱人患病,情志刺激又诱发外阴瘙痒加重,夜不能寐。

既往患十二指肠溃疡,至今未愈。

望诊:舌苔薄白。

切诊:脉沉细。

辨证:肝肾不足,气失条达。

治则:温通肝肾经脉,调达气机。

取穴:蠡沟、阿是穴。

刺法:以毫针平刺蠡沟穴,行九六补法,留针30分钟。以粗火针速刺局部皮肤色变白处。

2诊后,患者瘙痒减轻;3诊时,症如前述,加刺血海穴,用补法;4诊时,白斑减小,皮损处变粉色,瘙痒已除;10诊时,患者近日吃羊肉多,瘙痒又作,治同前法;16诊时,患者已2周内无瘙痒及疼痛;24诊后,患者外阴颜色已变深,诸症消失,临床治愈。此患者每周针治1次,前后共治疗半年。

例3 宋某,女,38岁。

主诉:外阴白斑11年。

病史:患者于 11 年前,生小孩后第 2 年,发现外阴大面积白斑,局部瘙痒甚、疼痛,以致不能骑自行车,夜间瘙痒最重,难以入睡,神疲倦怠,影响工作,曾去多家大医院诊治,妇科予以洗药等皆不效。

望诊:外阴呈白色,局部有瘙痒,舌尖红,舌苔白。

切诊:脉沉细。

辨证:产后阴血不足,肝肾两虚,经气失畅。

治则:调和气血,温通经脉。

取穴:阿是穴。

刺法:以粗火针速刺白斑处,每周 1 次,每次点刺局部 7~8 针。

患者经治疗十余次,疼痛消失,微痒,又经针治 15 次,外阴白斑处已变粉色,基本不痒。

四、肛裂

肛裂系指肛管的皮肤全层裂开并形成慢性感染性溃疡,好发于肛门中线前后,发于两侧者较少,一般男性多见于后部,女性多见于前部。此病主要临床痛苦是肛门疼痛。

【病因病机】 本病的发生与三个因素有关。

(1)外伤因素:干硬的粪便损伤了肛管的皮肤。

(2)感染因素:肛隐窝感染,主要是肛门后正中的肛隐窝炎,炎症向肛管皮下部蔓延,致皮下脓肿破溃。

(3)肛门内括约肌痉挛因素:由于肛管部位的慢性炎症,使肛门内括约肌处于痉挛状态,黏膜肌层和肛管皮肤弹性减弱,紧张性增强,致肛管皮肤撕裂。

中医学认为此病乃由肺胃阴伤,肠管失于濡润,肠络阻滞而成。

【临床表现】 肛门处疼痛,痛呈阵发性灼痛或刀割样疼痛,周期性发作。大便出血,量不多,色鲜红,大便秘结,排便困难,口干渴、舌干红,少苔,脉细。

【治则】 调理气血,润肠通络。

【取穴】 承山,孔最。

【穴解】 承山为膀胱经穴位,膀胱络脉别入肛门,故刺承山穴可通肠络,理气血,止肛痛。孔最穴为肺经郄穴,肺与大肠相表里,肺宣降正常则肠道通畅;郄穴善治急证和血证。故孔最可通肠止痛,理气止血,二穴相合共奏调理气血,疏通肛肠经络之功。

【典型病例】

例 1 祖某,女,54 岁。

主诉:肛门裂痛,时轻时重,已数年之久。曾患胆囊结石,已做手术摘除,术后疼痛又行第二次手术,但症状仍未完全消失,并腹大,面及巩膜发黄,不欲饮食。近日来肛门疼痛难忍,行路艰难,且大便下血如注,体渐不支,服药无效,要求针灸治疗。

舌质淡,舌苔厚,面及巩膜发黄、脉沉细无力。

辨证:证系元气不足,肌肤脆弱,经络失其濡润所致。

治则:通经络,调气血,舒展魄门。

取穴:承山,孔最。

针后当日疼痛大减,血下如故。次日又针刺上穴,疼痛消失,但大便仍下血。建议:肛门科检查,谓有一处血管破裂,缝合三针。病已痊愈,至今未发。

例2 刘某,男,45岁。

主诉:肛门疼痛年余,近数日痛加重,尤在排便后疼痛,延续四五个小时方可缓解,且每次登厕均出血,大便不干,日行一次。

请痔瘘科会诊,结果:"肛缘12点处有一痔核大约0.5cm;6点处有一纵行裂伤,触痛甚。"

查患者营养中等,声息未见异常,舌苔白、脉缓。

辨证:证系热积火肠,胃火下灼,气血壅滞致成肛门疾患。

治则:清理燥热,通经络,调气血。

取穴:阳溪,孔最。

穴解:阳溪为手阳明经穴,取之可泻大肠之火;孔最位于尺泽下5寸处,于手太阴经经脉循行线上,因肺与大肠相表里,故肠疾可于此处出现压痛点,刺之可散壅滞,通经络,调气血。

五、痔疮

痔疮是常见的肛门疾病之一,根据部位不同可分为外痔、内痔、混合痔三种,男女均可发生,多见于成年人。

【病因病机】本病或因饮食不节,过食厚味、生冷、辛辣,致肠胃受损;或因久坐,或因怀孕、慢性腹泻、长期便秘等,以致湿热内生,气血运行不畅,经络阻滞、瘀血、浊气下注肛门而成。

【临床表现】

1. 瘀滞型

【主证】痔核初发,黏膜瘀血,肛门瘙痒不适,伴有异物感,或轻微便血,瘀阻作痛,此型相当于一般内痔有少许出血及血栓性混合痔和血栓性外痔。

2. 湿热型

【主证】肛门坠胀灼痛,便血,大便干结或溏,小便短赤,口干,舌边尖红,苔黄厚腻,脉弦数,此型相当于内、外痔炎症期。

3. 血虚型

【主证】便血日久,眩晕耳鸣,心悸乏力,面色㿠白,舌质淡红,苔薄白,脉沉细,此型相当于内痔黏膜糜烂疼痛明显,便后反复大量出血,以致造成慢性贫血。

【治则】安神志、养气血、调冲任。

【取穴】阳溪,后溪。

【穴解】

(1)阳溪为手阳明大肠经之经穴,后溪为手太阳小肠经之输穴,同时针刺阳溪、后溪可以调节消化系统的功能,止痛消肿使食物的消化吸收循其常道,正常运行,而不致瘀积生热而生痔。

(2)腰臀部挑治:对痔疮的治疗,于腰臀部挑治,往往可收到较好的效果,可达到清热除湿,疏通经络、调和气血,止痛消肿、散瘀消痔的目的。

(3)局部火针:火针可以排脓,解毒,散瘀,止痛,当痔疮局部有红肿,化脓及有窦道形成时,即可用火针于局部点刺,可收到较好的疗效。

【典型病例】

许某,男,35 岁。

主诉:反复肛周疼痛 6 年,便血 1 周余。

病史:患者自 1 周前大便秘结,3 日一次,引起肛周疼痛加剧,伴便血,色鲜红,量约30ml,纳眠可,小便调。

望诊:舌质红、苔白。

切诊:脉缓。

既往史:有痔疮病史 6 年。

取穴:阳溪、承山。

针法:毫针。

此病仅一次而愈,无便血,大便正常,疼痛缓解,随访 1 年未复发。

【附】 前阴痛 1 例

王某,女,52 岁。

主诉:婚后性生活一切正常。只因在解放前夕,当地有一伙匪徒,专害良家妇女,因恐吓后即发生性交时阴内干涩而痛不能忍受,长期为此而夫妻关系一度比较差,念其爱人 50 多岁,身体强健,故来求治于针灸。两眼干涩不欲睁。食欲尚好,二便如常。

面色正常,脉细弦,舌质红、少苔。

辨证:证系恐则气下,气阻下焦,更加精神沮丧抑郁不伸、经络失调,血不能润宗筋所致。

治则:安神定志,调气养血,调冲任,润宗筋法。

取穴:内关,会阴,三阴交。点刺肝俞。

国医大师
贺普仁
针灸心法

针灸治痛

手法：平补平泻(即先补后泻)。

经治疗两个月,二十余次,自觉阴部较前有松弛感,即回原籍山东。后来信报告她的病情,谓已能夫妻交合,无不适感。

六、治痛腧穴文献记载

《甲乙经》

痔痛：

承扶,攒竹。

窜痛：

承扶、委中、承筋、飞扬。

阴痛：

阴陵泉、攒竹、下骨、秩边、合阳、涌泉、太冲、中封、蠡沟、曲骨、中极。

茎中痛：

归来、气街、行间。

溺难痛：

行间。

鼠蹊痛：

期门。

阴中痛：

列缺。

妇人阴挺疼痒：

少府。

阴股内廉痛：

阴谷。

血淋气痛：

涌泉。

癞疝阴股痛：

曲泉。

《外台秘要》

妇人赤白淫阴中干痛：

曲骨。

阴中诸疾前后相引痛不得大小便：

会阴。

有伤酸齿尖落痛口不开：

龈交。

胸中满痛：

　　太溪。

热痛烦心：

　　照海。

气瘙癫疝阴急股引䐴内廉胃痛：

　　交信。

寒气在分肉间痛攻上下筋痹不仁：

　　中渎。

男子阴疝两丸上下入腹痛：

　　五枢。

阴寒腹痛上支心、心下满癃茎中痛：

　　行间。

癫疝崩中腹上下痛：

　　中都。

贲豚上腹腹坚痛引阴中不得小便两丸寒：

　　阴交。

下热小便赤气痛状如刀搅：

　　气海。

贲豚上腹腹痛：

　　石门。

寒热石水痛：

　　关元。

小便血热痛：

　　列缺。

两丸蹇痛：

　　气冲。

阴股内痛气逆狐疝走上下腹痛：

　　商丘。

妇人阴痛：

　　阴陵泉。

小便难涩痛：

　　箕门、大敦。

小便痛：

　　关元。

阴暴痛：

合阴。

阴中痒痛：

下髎、中极。

痔痛：

攒竹。

痔篡痛：

飞扬、承筋、委中、承扶。

女子心痛逆气善呕食不下：

幽门。

丈夫癫疝阴痛：

涌泉。

妇人脏中有恶血内逆满痛：

石关。

阴下疯卵中痛：

横骨。

阴痛：

太冲、曲泉。

癫疾阴热痛侠脊痛：

委中。

虚则遗溺脚急兢热筋痛不得小便痛引腹：

委阳。

筋痛急互相引肝胀癫狂：

肝俞。

身重不动脾痛热痉大肠转气按之如覆杯热引胃痛：

脾俞。

热症汗不出，尻臀内痛：

膀胱俞。

《资生经》

阴痛：

列缺、水道、少府、肾俞、志室、胞肓、合阳、次髎、承扶、阴谷、横骨、太冲、
气冲、中极。

小便热痛：

列缺。

茎痛：

气冲、归来、大赫、行间。

妇人阴冷肿痛：

  归来。

阴中痛：

  曲泉。

癀疝阴跳痛脐中，阴腹痛：

  曲泉。

阴挺虫痛、阴中干痛：

  曲泉。

阴痿茎痛：

  气冲。

小便赤，尿道痛：

  间使。

筋挛阴缩入腹相引痛：

  中封。

阴痒、痛引小腹：

  中髎。

两丸蹇痛：

  气冲。

阴中诸病前后相引痛：

  会阴。

小便处桶状如散大溺血：

  关元。

贲豚卵上入引痛茎：

  归来。

阴腹内痛狐疝走上下引小腹痛：

  商丘。

痔痛：

  阴谷、承山、承筋、承扶、委中。

尿难痛：

  中封、行间、大敦。

《铜人》

身体急痛泄水，下利脓血、阴肿骱痛：

  曲泉。

小便难，窍中热引股疼痛：

  会阴。

阴中痛：

　　肾俞、下髎、志室、昆仑、大敦、太冲。

阴器纵伸痛：

　　横骨。

卵缩茎中痛：

　　归来。

阳痿茎中痛：

　　气街。

两丸蹇痛不可忍：

　　气街。

阴中诸病、前后相引痛，不得大小便：

　　会阴。

腰脊痛，不得转摇，急引阴器，痛不可忍：

　　次髎。

少腹坚急癃闭下重，不得小便：

　　胞肓。

小便处痛，状如散火溺血：

　　关元。

癀疝阴肿难乳，子上抢心痛不得息：

　　气街。

鼠鼷肿痛：

　　箕门。

五痔疼痛：

　　小肠俞。

大便难久痔肿痛：

　　承山。

疝痛：

　　府舍。

脾中急痛：

　　府舍。

妇人无子脏有恶血，上冲腹中，痛不可忍：

　　石关。

《针灸大成》

阴痛：

　　水道、商丘、阴陵泉、少府、小肠俞、次髎、志室、合阳、昆仑、阳谷、横骨、大敦、太冲、中封、会阴、中极、阴交。

阴茎痛：

列缺、三阴交、大赫、曲泉。

茎中痛：

归来、气冲、行间。

睾丸痛：

气冲、下巨虚、下髎、蠡沟、阴交。

阴痛：

次髎、阴谷、阴交。

阴茎痛：

曲泉。

茎中痛：

大赫。

阴筋痛：

归来。

睾丸痛：

下巨虚、蠡沟、阴交。

阴尻痛：

承扶。

山阴痛：

照海。

大便切痛：

商曲。

《针灸集成》

阴痛：

列缺、水道、阴陵泉、少府、肾俞、上髎、次髎、志室、昆仑、横骨、大敦、太冲、中封、会阴、关元。

阴茎痛：

气冲、曲泉。

茎中痛：

大赫、行间。

阴股痛：

商丘、曲泉。

子门肿痛：

中极。

小便痛：

列缺、中封。

脱肛痛：

脊中。

《医宗金鉴》

阴中痛：

列缺。

阴股内廉痛：

阴谷。

血淋气痛：

涌泉。

癫疝阴股痛：

曲泉。

《备急千金要方》

茎中痛：

归来、气冲、行间。

尿痛：

行间、中封。

睾丸寒痛：

气冲。

篡痛：

飞扬。

阴痛：

水道、气冲、商丘、阴陵泉、少府、合阳、阴谷、五枢、中都、曲泉、会阴、曲骨、中枢、石门、阴交。

第八节　四　肢　痛

一、关节炎（痹证）

这里所讨论的关节炎包括风湿性和类风湿关节炎及一些关节疼痛的疾病，这一类病证在中医属于痹证范畴。痹证是指气血经脉为病邪阻闭而引起的疾病。凡人体肌表经络遭受风寒湿邪侵袭后，使气血运行不畅而引起筋骨，肌肉，关节等处的疼痛、酸楚、沉重，麻木和关节肿大屈伸不利等症统称为痹证。

【病因病机】

对本证的记载最早见于《内经》,《内经》就病因病机作了详细的描述。如《素问·痹论》云:"所谓痹者,各以其时,重感于风寒湿之气也。"指出了风寒湿邪是本病的病因。痹证的发病机理有这样几点:

(1)素体虚弱,腠理疏松,营卫不固,外邪乘虚入侵,如《济生方·痹篇》曰:"皆因体虚,腠理空疏,受风寒湿气而成痹也。"

(2)风寒湿邪外入,凡气候变化无常,或居处潮湿,涉水冒雨而罹病者,皆外邪直入肌肉关节筋脉而为痹证。笔者通过468例门诊病历分析,有受风寒史者195例,占41.7%;有受潮湿者88例,占18.9%。如《素问·痹论》:"风寒湿三气杂至,合而为痹也。""风气盛者为行痹,寒气盛者为痛痹,湿气盛者为着痹。"

(3)素体阳气偏盛,内有蕴热,或阴盛阳亢之体,当感受外邪时,则发病较急,寒邪入里化热,流注经络关节,而表现出一系列的热盛证候,则为热痹。综上所述,痹证的发病机制为素体虚弱,卫阳不固,感受风寒湿邪,流注经络关节,气血运行不畅而为痹证。

【临床表现】

1. 行痹

《医学心悟》曰:"行痹者,游走不定也。"

【主证】肢体关节体疼痛,游走不定,关节屈伸不便,或见恶风发热等表证,舌苔薄白或腻,脉多浮。

【治则】《医学心悟》曰:"治行痹者,散风而兼补血,所谓治风先治血,血行风自灭也。"采用放血治疗,放出旧腐之血,才能生新血,从而达到养血行血之目的。

【取穴】以局部穴为主,或阿是穴处,锋针点刺,并拔罐于穴上,使出血流畅。

2. 痛痹

《医学心悟》曰:"痛痹者筋骨挛痛也。"

【主证】遍身或局部疼痛,痛有定处,得热则减,遇冷痛更加剧,舌苔白,脉弦紧。

【治则】《医学心悟》曰:"治寒痹者,散寒而兼补火,所谓寒则凝滞,热则流通,痛则不通,通则不痛也。"采用古老之火针,疗效显著。

【取穴】以局部穴为主,或阿是穴,火针点刺,使凝滞之寒邪得散,气血经络得通,痛自止。

3. 着痹

《医学心悟》曰:"着痹者浮肿重坠也。"

【主证】肌肤麻木,肢体关节酸痛,疼痛有定处,易受阴雨气候的影响而反复发作,脉濡缓,苔白腻。

【治则】《医学心悟》曰:"治着痹者燥湿而兼补脾,盖火旺则能胜湿,气足自无顽麻也。"火针和艾灸并施,借助火力以燥湿。

【取穴】以局部穴为主,用火针和艾灸于痛处施术。

患痹证者多系气血亏乏,故外邪得以乘之虚弱在未病之先矣。风寒湿乃邪气之实,气血亏乃元气之虚,故痹证乃虚实相兼之证也。治此证者,宜轻视实而重视虚。

【典型病例】

例1 董某,男,32岁。

主诉:所处环境潮湿寒冷,于两月前外感风寒后,恶寒发热,先四肢关节肿痛,继全身大小关节皆肿痛,行路艰难,每一活动皆需他人护理。

查患者面色灰白,晦黯少华,纳少,脘闷嗳气泛酸,心慌气短,神疲乏力,汗黏且臭,便溏薄,溲赤短。

舌质胖嫩,边红有齿痕,苔白腻满布。脉濡滑稍数。

辨证:证属中土虚弱,气血生化之源不足,复因久处潮湿寒冷之地,风寒湿三气杂至,侵袭留阻经络而成痹证。

治则:治宜健脾胃、调气血、祛风寒、利水湿。

取穴:中脘,隔姜灸9壮。

二诊灸中脘后稍感舒适,下肢关节肿胀渐消,但仍感痛,大便已调,小溲增多,余症如前,舌脉变化不大。

依前方连诊四次,全身关节肿痛消失,因嗳气泛酸未愈,故改用针刺治疗,取中脘、内关、足三里,共针20次诸证悉平、面色红润、精神充沛,恢复工作。

例2 邵某,女,23岁。

主诉:左臂关节作痛,肌肉及手指时有麻木感,已两月余,曾在某医院检查血沉30mm/h,诊为"风湿性关节炎"。服药数日无效,且有加重,左臂关节痛加重夜间更甚,影响睡眠,手指麻木亦较前明显。

食欲尚可,二便及月经均正常。面色黄,舌苔薄白,关节无红肿、脉象沉细。

辨证:证属元气不足,卫外不固,外感风寒湿之邪,阻滞经脉,不通则痛。

治则:补益中气,通调经络。

取穴:灸中脘。针肩俞,曲池,合谷,外关。

治疗1次后疼痛基本消失,5次后手指麻木显著减轻,共治疗8次诸症消失,结束治疗。

例3 朱某,女,32岁。

主诉:关节游走性疼痛1个月余。

病史:1个月前两侧臂部疼痛,后窜至腹股沟部位疼痛,右膝疼痛,右手腕及右手指疼痛,时轻时重,曾静点头孢类药,活血药物及局部封闭治疗后略有好转,现仍关节窜痛,伴左侧肩胛部疼痛(已半年),在门诊查血沉77mm/h,抗"O",类风湿(-)。

望诊:舌黯,苔厚黄。

切诊:脉滑。

辨证:风寒湿邪,闭阻经脉。

治则:祛风解表,散寒化湿。

取穴:①膏肓俞、大椎、膀胱俞、厥阴俞。

　　　②中脘、曲池、合谷、外关、足三里、阳陵泉、三阴交。

刺法:①火针。

　　　②毫针。

经6次治疗,症情消失。

例4 黄某,女,33岁。

主诉:腰及双下肢疼痛5年。

病史:6年前患有系统性红斑狼疮,服用激素治疗,后出现双侧髋部疼痛,当地拍片示:双侧股骨头坏死,现腰及双下肢疼痛,以胀痛为主,有时伴手指胀痛,眼睑肿胀,伴月经量少,色黯,有血块。需双拐扶行,行走久即疼痛加重,血沉27~28mm/h。

望诊:舌淡黯边有瘀斑,苔白腻。

切诊:脉沉细。

西医诊断:系统性红斑狼疮;股骨头坏死。

辨证:邪正相搏。

治则:扶正祛邪。

取穴:①脾俞、肾俞、环跳、八髎、委中、中脘、曲池、合谷、阳陵、足三里。

　　　②中脘、曲池、合谷、足三里、阳陵、太溪、复溜。

刺法:①火针。

　　　②毫针。

二诊:诉针后觉双膝及腰部疼痛减轻,扶拐行走时间明显延长,复查血沉7mm/h。后经8次治疗,症情基本缓解。

例5 贾某,女,27岁。

主诉:全身关节疼痛9个月。

病史:9个月前生孩后不明原因出现全身关节疼痛,以双膝、双肘为主,累及双手腕、双手指,腰部疼痛,劳累及受凉后症状加重,曾查血沉26mm/h,抗"O"及类风湿因子(-)。

望诊:舌黯苔白。

切诊:脉滑。

病因:产后受风。

辨证:产后气血不足,风寒湿入络,痹阻经脉。

分析:患者产后气血不足,风寒湿邪乘虚而入,痹阻经脉,气血运行不畅,不通则痛。

法则:补益气血,祛风散寒。

取穴:中脘、曲池、合谷、犊鼻、阳陵泉、阿是穴。

刺法:火针 + 毫针。

例6 陈某,女,47岁。

主诉:全身关节疼痛17年。

病史:患者17年前分娩后受凉,感受潮湿之气后,出现全身关节疼痛,脊柱痛,时轻时重,受凉、受潮湿后症状加重,平素时有低热,月经色黯、有血块、经期长。

望诊:舌淡红、苔白。

切诊:脉沉滑。

理化检查:抗"O"、类风湿因子正常。

病因:感受风寒湿邪。

辨证:正气不足。风寒湿邪痹阻经脉。

分析:患者产后气血不足,经脉方虚,风湿邪乘虚而入,闭阻经脉,气血运行不畅,不通则痛。

法则:扶正祛邪(调补气血、通经活络)。

取穴:①中脘、曲池、外关、合谷、阳陵、足三里、绝骨。

　　　②中脘。

刺法:①毫针。

　　　②灸。

例7 吕某,女,51岁。

主诉:双手双足痛麻木半年。

病史:双手双足痛麻木大半年,伴左肩胛部及前胸部窜痛,晨起重,活动后减轻,双足呈针刺样疼痛,受凉后加重。

望诊:舌黯、苔白腻。

切诊:脉滑数。

辨证:风寒外袭。

治则:补气养血,祛风散寒。

取穴:①局部。

　　　②曲池、外关、合谷、足三里、阳陵泉、八邪、八风、中脘。

143

刺法:①火针。

　　　②毫针。

二、网球肘

网球肘即肱骨外上髁炎,本病因网球运动员较常见故得此名,在中医属于肘痛。

【病因病机】本病多因长期劳累,伸腕肌起点反复受到牵拉刺激,引起部分撕裂和慢性炎症或局部的滑膜增厚,滑囊发炎等变化。多见于特殊工种,如网球运动员、砖瓦工和木工等。中医学认为,此病乃由体质较弱,筋膜劳损,气血虚亏,血不养筋所致。

【主证】本病起病缓慢,初起时在劳累后偶感肘外侧疼痛,延久则有加重,如提水瓶、扭毛巾,甚至扫地等均感疼痛乏力,甚至向上臂及前臂放射,从而影响肢体活动。严重者局部可有微热,压痛明显,病程长者可见肌肉萎缩。

【治则】舒筋通络。

【取穴】冲阳;局部火针。

【穴解】气血虚亏,肌筋失于濡养,为本病的内因,而冲阳穴为足阳明胃经之原穴,脾胃为后天之本,气血生化之源,又主筋肉,胃经多气多血,故刺胃经原气所聚之处,可生气血濡筋肌,利关节,止疼痛。

【典型病例】

李某,男,42 岁。

主诉:平时不经常参加体力劳动,由于搬重东西不慎用力过猛,随后即右肘尖高骨处微痛,并日渐加重,现在右臂连暖水瓶都不能端,微有肿胀,压痛明显,已年有余,曾在某医院针灸,按摩热敷等法治疗,效不显著,经人介绍来我院针灸科治疗。

食欲尚好,二便正常。面色正常,舌苔薄白。脉沉弦。

辨证:证系起于不内外因,损及经络,阻滞不通。

治则:通经络、调气血。

取穴:冲阳。

手法:要得气明显,行捻转手法,平补平泻。3 次痊愈。注意嘱患者近期右臂仍忌用力过猛,严加保护。否则易复发。发后继施前法仍有效果。

三、腱鞘炎(腕劳)

【病因病机】本病是外伤或劳损后腱鞘发生纤维病变使肌腱在腱鞘内活动受碍而引起的疾病。中医学认为,本病乃劳损伤筋,筋脉受阻,使局部气血运行不畅所致。中医称之为"筋痹"。多见于家庭妇女,轻工业工人,誊写员等。

【主证】腕部微红,微肿,发热,疼痛可放射及前臂,拇指运动无力,在拇指活动时可有摩擦感或弹响。

【治则】舒筋活络。

【取穴】局部火针。

【穴解】局部施以火针,以外来之火资助内生之火——阳气,以增强推动气血循行之动力,温散结聚,从而消肿止痛。

【典型病例】

例1 甄某,女,32 岁。

主诉:右手腕肿痛已两月,每遇凉水则加重,不能用力,不能拿东西。余无不适。食欲好,月经及二便均正常。

面色正常,舌苔薄白,脉细数,右桡骨头处微肿稍红,有压痛。

辨证:证系中医学之腕劳证,多由用力不当,损及筋膜所致。

治则:温通经脉,调和气血。

取穴:阿是穴,用火针点刺疼痛明显之处 3~5 针。

共用火针治疗 5 次,肿消痛除。

例2 部某,女,65 岁。

主诉:右手食指关节疼痛,屈伸不利 2 月余。

病史:两个月前,自觉无明显诱因出现右手食指关节疼痛,屈伸不利,晨起症状重,伴弹响,受凉后加重。

望诊:舌黯、苔白、边有齿印。

切诊:脉沉滑。

西医:右食指腱鞘炎。

分析:患者老年女性,长期局部劳损,气血运行不畅,风寒湿之邪乘虚而入,痹阻经脉,不通则痛。

辨证:风寒痹阻,气血运行不畅。

法则:祛风散寒,调和气血。

取穴:①局部。
　　　②阿是。

刺法:①火针。
　　　②缪刺。

针后症状明显减轻,疼痛减轻,屈伸较前灵活。

四、肩周炎(漏肩风)

中医学所称的漏肩风,即西医学的肩关节周围炎。本病多发生于 50 多岁的人,这是本病的特点之一,故又有"漏肩风"、"五十肩"、"肩凝"、"肩痹"等名称。

【病因病机】漏肩风的发病机理首先是人体正气虚弱所致。《素问·脉要精微论》云:"背为胸中之府,背曲肩随,府将坏矣。"这段经文告诉我们,凡肩背有病都与心肺有密切关系。《备急灸法》治臂痛指弱条云:"此由伏痰在内,中脘停滞,四肢属脾……"意指肩臂痛多与脾有直接关系,因为脾主四肢。清·徐玉台所辑之《医学举要》云:"肩背作痛,手太阴,足阳明为病,肺朝百脉,肺病则不能管束一身,故肺愈为病,即肩背作痛。又背为阳明之府,阳明有亏,不能束筋骨而利关节,即肩垂背曲。若外邪为患,当从太阳经治……"

总观以上几段记载,都强调肩背(臂)痛以内因为主,与心肺脾胃各经有着密切关系,也就是卫气营血不足。营卫二气是维持人体正常生理功能的基础,如果营卫二气失去正常的生理功能,则风寒湿邪乘虚而入,由表及里,稽留不去,直达筋骨深处,阻滞经络气血的通畅,导致不通则痛的病理机制。该证因患者个体正气虚弱的程度不同,以及风寒湿外邪的质和量的差异,因而出现症状的轻重亦千差万别,轻则治疗数日可愈,重则治疗数年疼痛不已。

【临床表现】

1. 轻型

【主证】多为新患病人,一般均系劳后当风。表现为肩部轻微疼痛,逐渐加重,或有局部发凉感以及肩部沉重不适,有些患者出现胳膊高举困难,活动障碍。

【治则】祛风散寒,通调经络。

【取穴】条口深刺。

【穴解】条口为足阳明胃经之穴,足阳明多气多血,如其平调,内外得养、五脏皆安。故刺条口穴能鼓舞脾胃中焦之气,令其透达四肢,濡筋骨,利关节,祛除留着之风寒湿邪,促使滞泣之经脉畅通。为了加强祛除外邪的力量,条口穴可以深刺直透承山。

【典型病例】

例1 王某,女,51岁。

主诉:右肩痛3天。近日来出现右肩疼痛,抬举不便,症状逐渐加重,阴天痛更甚,且背部畏寒及沉重感,后项部发强硬,连及右偏头和肘关节作痛,并有手指发紧感,心烦,睡眠欠佳,食欲尚好,大便干,小便正常。

检查:舌淡红,苔薄白,脉弦,重按无力,右肩部有压痛。

辨证:证系正气不足,风寒湿三邪侵入肌肤,阻于经络,留于关节,血气不通所致。

治则:祛风寒,通经络。

取穴:患侧条口穴深刺、不留针,采用平补平泻手法。

针 1 次后症状减轻,经 7 次治疗痊愈。

例 2 谢某,男,75 岁。

主诉:右肩疼痛 1 周。

病史:1 周前因右肩劳累后受寒,引起右肩疼痛,活动稍有障碍,不能持重物。余无特殊不适。

望诊:舌淡红,苔白稍厚。

切诊:脉浮紧。

辨证:劳损。

治则:祛寒解表,通经止痛。

取穴:条口。

刺法:毫针。

按语:本病 1 针 1 穴,1 次即愈。

2. 重型

【主证】 发病较缓,肩部疼痛,抬举困难,有明显压痛及发凉感,得温则稍缓解,肩臂有沉重感,酸胀不适,穿脱衣服困难。

【治则】 在补益气血的基础上,祛风散寒,通调经络。

【取穴】 条口深刺,加局部火针。

【穴解】 条口穴解同前。现仅对火针进行解释。《素问·举痛论》云:"寒气客于脉外则脉寒,脉寒则缩蜷,缩蜷则脉绌急,绌急则脉外引小络,故卒然而痛,得炅则痛立止。"炅为热的意思,也就是说一般因寒邪引起的疼痛,得温热就可以马上缓解。而火针是一种有形无迹的热力,可以温其经脉,鼓舞人身的阳热之气,温煦肌肤,因而驱散寒邪,使脉络和调,而疼痛自止。《灵枢·经筋》云:"焠刺者,刺寒急也,热则筋纵不收,无用燔针",这段经文指明了火针适用于由寒邪引起的拘急或疼痛。

【典型病例】

例 1 肖某,女,47 岁。

主诉:右肩臂痛 4 个月,4 个月来右肩及臂疼痛不止,每于阴天及夜间疼痛加重,抬举困难,臂外展和后背时尤为困难。右手拇、食二指有时发胀而痛,伸屈尚可,不红不肿,曾经某医院针灸及烤电等治疗,症状未见显著减轻。月经正常,纳食尚可,二便调。

检查:舌尖红,苔白略腻,脉弦细,右肩部周围有广泛压痛。

辨证:证系体质素虚,卫外不固,外受风寒湿之邪,稽留经络关节之中,阻滞气血运行不畅,以致肩臂疼痛,抬举困难。

治则:先补后泻,在补正气的基础上,除祛风寒湿三邪。以达到通经活络,宣通气血为目的。

取穴：条口深刺，不留针。右肩部压痛点处行火针点刺。

针 3 次后症状稍减，经几十次治疗，终告痊愈。

例 2 孙某，女，51 岁。

主诉：右肩疼痛半年。

病史：自半年前无诱因出现右肩关节疼痛，以肩胛部明显，劳累时痛重，怕凉，夜间痛重，自服芬必得 5 盒，效不显。

望诊：舌淡、苔白。

切诊：脉沉。

分析：患者正气不足，风寒乘虚而入，闭阻经脉，局部血液运行不畅，不通则痛。

辨证：风寒阻络。

法则：祛风散寒，通经活络。

取穴：条口、听宫、绝骨、丘墟（右侧）。

刺法：毫针。

3. 顽固型

【主证】发病缓慢，症状有的严重，有的不明显，轻重虽不同，但疼痛都连绵不已，肩臂沉重不能高举，活动受限，局部畏风发凉，多数患者伴有全身乏力，食欲不振、短气等。

【治则】扶正气为主，兼以通经活络。

【取穴】膏肓，沿着胛骨后缘下方、向肩部斜刺、局部配合火针点刺。

【穴解】历代文献中膏肓俞治疗"漏肩风"的记载并不多，我们根据膏肓俞能治疗"诸虚而损"的道理，在刺法上加以改进，用于临床实践中取得了满意的效果。临床体会到膏肓俞有攻和补的双向作用，既有很好的补正作用，同时还有祛散外邪的功能。因此，对正虚感受外邪的"漏肩风"最为适宜。

【典型病例】

例 1 张某，男，45 岁。

主诉：右肩关节周围痛十余年，时作时止，时轻时重，阴天和气候变化时则疼痛加剧。曾经中西医多方治疗。疼痛未愈，现仍有肩部疼痛，痛重时连及肘关节疼痛不适。局部怕风吹有发凉感。抬举困难，穿脱衣服受限，当臂外展时疼痛尤甚。食欲欠佳、眠可，大便不调，每日 1~2 次，小便白。

检查：舌淡、苔薄白，脉沉细。

辨证：正气不足，脾胃虚弱，卫外不固，邪入经络，留于关节，阻滞不通，真气紊乱，不能排邪外出，导致不通则痛。

治则：补益气血，通调经脉。

取穴：膏肓。从肩胛下向肩部斜上刺，施以补法，得气后行捻转术。在局部

国医大师
贺普仁
针灸心法

《针灸治痛》

发凉处,以火针点刺数针。

穴解:肩背痛之发生多因饮食不节,劳伤形质造成卫阳不足所致。人50岁以后肾气渐衰,脾胃渐弱,易为风寒湿邪所成,留滞于关节,经络不通出现疼痛。膏肓穴有攻和补作用。

经过数十次治疗后,疼痛虽未完全消失,但显著减轻,接近痊愈。

例2 麦某,男,54岁,美国人。

主诉:左侧肩部疼痛8个月。

病史:去年8月份搬重物,致左侧肩部拉伤,局部疼痛,后去滑雪时又局部拉伤,渐出现左肩部活动受限,疼痛渐加重,1个月前在美国华盛顿某医院做手术,术后症状无明显改善,仍疼痛,现左上肢上举、前伸、后伸、内旋均受限,术前烧灼样疼痛,术后疼痛自觉部位较深,程度略有减轻,纳眠可,二便调。

望诊:舌质黯红,苔白厚。

切诊:脉沉紧。

辨证:劳损。

治则:行气活血,通经止痛。

取穴:①条口。

　　　②阿是。

刺法:①毫针。

　　　②缪刺,嘱针刺过程中及留针时活动左肩关节。行龙虎交战(偶数为阴(泻)奇数为阳(补)手法。

二诊:仍感左肩疼痛,初诊后症状曾明显减轻,后因事回美国延误治疗,现仍疼痛,活动受限。毫针刺改为条口透承山。针后左肩疼痛减轻,现向前平举幅度增大(原<45°,现可达>75°)。

后共针12次,症情基本缓解。

【附】贺氏针灸三通法治疗肩周炎80例临床观察

贺氏针灸三通法是著名针灸学家贺普仁教授积累50余年而提出的针灸治疗疾病的三种基本方法,即微通法、温通法、强通法。①微通法:以毫针针刺为主的一种针法;②温通法:指以火针和艾灸为主的刺灸方法;③强通法:典型的是刺络放血和拔罐疗法[1]。

肩周炎又称"冻结肩"、"漏肩风"、"肩凝症"、"肩痹"、"五十肩"等,是一种由慢性损伤或退行性非细菌性炎症引起的肩部疾患,临床以肩部疼痛和运动功能障碍为特点,如得不到有效的治疗,有可能严重影响肩关节功能活动。笔者运用贺氏针灸三通法治疗本病,取得较好疗效,现报告如下。

1　一般资料

本资料共观察 80 例,其中男性 52 例,女性 28 例;年龄最小 41 岁,最大 72 岁;病程最短 5 天,最长 3 年。80 例病人均符合《实用外科学》肩关节周围炎的诊断标准[2]以及全国中医学会内科学会痹证诊断标准[3]。

2 治疗方法

2.1 微通法:即毫针刺法。

取穴:条口、听宫。

操作方法:取患侧条口穴,采用平补平泻法,深刺,可直透承山,每日 1 次。

缪刺法:因劳损导致症状加重者,加刺健侧相对应痛点。

2.2 温通法

2.2.1 火针

适应证:局部组织粘连等症情顽固者。

取穴:阿是穴(痛点或肌肉僵硬处)、膏肓。

操作方法:将针刺部位常规消毒,用直径 0.5mm、长 2 寸的钨锰合金针,置酒精灯上,将针身的前中段烧透至白,对准穴位,速刺疾出,深达肌腱与骨结合部,出针后用消毒干棉球重按针眼片刻。在每平方厘米病灶上,散刺 2~6 针,每周治疗 2 次,嘱患者保持局部清洁,避免针孔感染。

2.2.2 艾灸

适应证:男性顽固患者。

取穴:关元。

操作方法:灸 30 分钟,每日 1 次。

2.3 强通法:以拔罐法为主。

适应证:兼有风寒湿外感患者。

取穴:大椎、阿是穴。

操作方法:在针刺前根据穴位选用适当大小的火罐,当拔罐部位皮肤呈现紫红色或拔至 10 分钟时起罐,每日 1 次。

3 疗效观察

3.1 疗效标准

治愈:临床症状完全消失,运动功能完全恢复正常;显效:临床症状基本消失,运动功能基本恢复正常;无效:治疗前后疼痛和运动障碍无明显变化。

3.2 治疗结果

以上 80 例病人运用贺氏针灸三通法治疗 1~4 周,其中治愈者 76 例,占 95%;显效者 5 例,占 5%;无效者 0 例,总有效率为 100%。

4 典型病例

张某,男,49 岁,干部。2002 年 9 月 20 日就诊。主诉:右肩关节疼痛 5 个月,每遇阴雨天及夜间疼痛加重,穿脱衣、梳头等困难。检查发现肩关节活动范围减小,前举、外展、后伸均受限,肩关节周围压痛明显。血沉、抗链"O"、X线片均正常。纳可,二便调。舌苔白略腻,脉弦细。曾经在某医院针灸及理疗,效果不显。辨证为寒湿凝滞,筋脉痹阻。治则:祛湿散寒,通络止痛。治法:三通法并用。经治疗3次后症情明显好转,10次后症状消失,运动功能恢复正常。随访1年未复发。

5　讨论

5.1　贺老认为疾病的病理机制多为"气滞",即当人体正虚或邪实之时,致病因素干扰了脏腑和经络的正常功能,出现了经络不调,气血瘀滞,据此提出了"法用三通,通为其本"的治疗方法。所谓通法,就是针对各种疾病的病机——经脉不通,利用针灸的不同治疗手段,来激发人体的正气恢复,迫邪外出,既而使经脉通畅,气血调和,百病消除[4]。为提高临床疗效,现临床多采用综合疗法,三通法即是一种取各种方法所长的复合疗法。

5.2　方义:听宫为太阳小肠经穴,主通行十二经,并有祛风散寒之功;条口穴为足阳明胃经之穴,足阳明多气多血,针刺条口穴能鼓舞脾胃中焦之气,令其透达四肢,濡筋骨,利关节,通经脉,祛除留着之风寒湿邪,促使凝泣之经脉畅通;膏肓可治"诸虚百损"扶助正气,又可疏通局部气血,祛除外邪,有攻补兼施之效,对顽固型患者有较好效果;灸关元旨在培补元阳之气;火针可以温其经脉,鼓舞人身的阳热之气,促进局部血液循环,疏通松解粘连板滞的组织[5];拔罐可以祛除外感之邪,疏通经络,活血祛瘀。三通法综合治疗,能扶正祛邪,通经活络,温经散寒,使症状迅速缓解。

5.3　在治疗期间,可采取必要的肩关节功能锻炼,如让病人主动作前、后、左、右的病侧摆动,切记应以主动功能锻炼为主。随着疼痛减轻,才可以逐渐加大活动幅度,这样对治疗有较好的辅助作用。有因被动锻炼致症情加重者,加用缪刺法治疗。

综上所述,贺氏针灸三通法治疗肩周炎有其深刻的理论依据,临床疗效明显。

6　参考文献

[1]　谢新才,周德安,曲延华.贺氏针灸三通法及其治疗中风的经验.中国针灸,2002,22(11):759-761

[2]　石美鑫,熊汝成,李鸿儒.实用外科学.北京:人民卫生出版社,1992,2107

[3]　全国中医学会内科学会.痹证诊断、疗效评定标准.北京中医学院学报,1984,(2):18

[4]　贺普仁.针灸三通法的临床应用.北京:科学技术文献出版社,1999,前言

[5] 贺普仁.火针疗法图解——贺氏针灸三通法之一.济南:山东科学技术出版社,1998,97-98

五、下肢静脉曲张

下肢静脉曲张多系先天性静脉壁薄弱所致,另外与长时间站立有关。在下肢,尤为小腿可见静脉弯曲、隆起,小腿易疲劳,有时作痛。常有阳性家族史。

【病因病机】 该病与职业有密切有关系,长期站立工作或涉水寒冷刺激,气滞血瘀,经脉不畅;少数亦有溃疡者。

【临床表现】 多见于中年人下肢静脉,尤为小腿强度扩张隆起,站立时很容易发现。患者常感觉下肢沉重、酸胀,足部、踝部常有水肿,日久均出现下肢酸胀疼痛,晚期小腿易发生萎缩、色素沉着、脱屑、发痒,局部皮肤变硬等症。常伴有皮肤溃疡。

【治则】 通经活络,行气行血。

【取穴】 ①阿是(即凸起静脉处)。
②血海。

【刺法】 ①以火针或锋利针在凸起静脉处缓刺放血。
②毫针。

【附】 贺氏三通法治疗下肢静脉曲张46例

贺氏针灸三通法是著名针灸学家贺普仁教授提出的针灸治疗疾病3种基本方法,即微通法、温通法、强通法。笔者运用贺氏针灸三通法治疗静脉曲张46例,取得较好的疗效,现报告如下。

1. 临床资料

46例病人均为近2年在特需门诊采集的病例,其中男6例,女40例;年龄最小34岁,最大68岁,平均51岁;病程最短3年,最长30年。患者常感下肢酸胀疼痛,行走时间长或站立久时便觉症状加重。查体主要是外形的改变,大隐静脉曲张的患者,肢体外形表现主要是蜿蜒、扩张而突出于皮肤的静脉,大多出现于小腿前内侧和后面;小隐静脉受累时,曲张的静脉往往分布于小腿的后而靠下部,可延伸至踝的外侧和足背,而小腿上部未见静脉曲张。

2. 治疗方法

采用微通法(毫针刺法)、温通法(火针)、强通法(点刺放血)相结合的治法。治疗中首先温通法、强通法合而用之,取静脉曲张部位为阿是穴,将直径0.5mm、长5cm的钨锰合金火针的前中段烧红,对准穴位,速刺疾出,刺破曲张的静脉;对静脉曲张较重者,用止血带截扎曲张静脉的上部,用火针点刺放血后,松开止血带,无需干棉球按压,使血自然流出,"血变而止",待血止后,用干棉球擦

国医大师
贺普仁
针灸心法
《针灸治痛》

拭针孔。之后用微通法,以毫针刺血海,进针后捻转或平补平泻。得气后留针20分钟。每次治疗中三法合用,每周治疗2次,4次为一疗程,1个疗程后观察效果。嘱患者保持局部清洁,针后24小时内不要洗浴,避免针孔感染。

3. 治疗结果

经用上述方法治疗后,其中40例痊愈,患肢静脉曲张消失,无肿胀疼痛等不适;4例好转,患肢静脉不再怒张,但时有肿胀疼痛感,2例无效,患肢静脉仍明显曲张,行走时肿胀疼痛症同前。总有效率95.6%。

4. 典型病例

刘某,女,40岁,于2002年3月27日就诊。主诉:左下肢静脉曲张近8年。症见小腿后面静脉迂曲隆起、高于皮肤,伴左下肢疼痛、乏力,站立及行走时症状加重。舌质黯淡、苔白,脉沉。西医诊为左下肢静脉曲张。中医诊断为筋聚,辨证为气滞血瘀。按上述方法先有火针点刺病灶,再用毫针针刺血海。共治疗3次,静脉曲张已消失,皮肤颜色明显变浅,无肿胀疼痛感。随访1年无复发。

5. 体会

贺老认为疾病的病理机制多由于"气滞",在针灸治疗方面提出了"法用三通,通为其本"。所谓通法,就是针对各种疾病的病机——经脉不通,利用针灸的不同治疗手段,来激发人体的正气恢复,迫邪外出,继而使经脉畅通,气血调和,从而治愈疾病。贺老认为,对于一些疑难杂症,非火针而不能奏效。火针,古代又称"燔针",能够激发局部经气,增加人体阳气,从而消除疾病,促进机体康复。

静脉曲张,中医称之为筋聚。静脉壁软弱、静脉瓣缺陷以及浅静脉内压力升高,是引起静脉曲张的主要原因。其表现主要为下肢浅静脉蜿蜒扩张迂曲,症状重者可出现肿胀、皮肤色素沉着、皮肤和皮下组织硬结,甚至出现湿疹和溃疡。西医一般采取穿弹力袜或用绷带,使曲张的静脉处于萎瘪状态,或直接采用手术治疗。中医认为本病是因长久站立或行走,下肢气血不能畅达于上,血行缓慢,脉络滞塞不通所致,其病机多为气滞血瘀。火针点刺曲张的静脉,可直接使恶血出尽,祛瘀而生新,血脉畅通,临床效果颇佳。

贺老曾用三棱针放血治疗静脉曲张,取得明显疗效。但近年广泛应用火针放血治疗此病,将温通法与强通法有机结合,发现其疗效更为显著,可使疗程明显缩短,大大减少患者痛苦。贺氏三通法治疗下肢静脉曲张,操作简单,患者痛苦小,且疗效显著,不易复发,值得推广。

六、坐骨神经痛(腿股风)

坐骨神经痛在中医属"痹证"范畴。本病以坐骨神经通路的一段或全长的放射性疼痛为主症。

【病因病机】 本病多因感受风寒湿之邪,或跌仆闪挫,以致经络受损,气血阻滞,不通则痛,病久则筋肉失养,可出现相应的臀肌、大腿肌、小腿肌轻度萎缩,麻木,冷痛或灼热等感觉。

【主证】 一侧臀部,大腿后侧,小腿后侧及足部发生烧灼样或针刺样疼痛,行动时加重,在大肠俞、关元俞、八髎、环跳、合阳、承山、昆仑和涌泉穴附近,有明显压痛点,抬腿受限。

【治则】 驱散外邪,通经活络。

【取穴】 昆仑。晚期有时反遗留小腿外侧或足外廉疼,则在局部行火针点刺。

【穴解】 昆仑为足太阳膀胱经之穴,为治疗坐骨神经痛之主穴,刺激此穴可疏通膀胱经经气,改善坐骨神经的炎症反应。

【典型病例】

例1 张某,女,40岁。

主诉:正月初一发现双下肢浮肿,去某综合医院未确诊,初十感心悸不安,又去该院做心电图,诊断为:"窦性心率过速。四五天后腰痛大作,服药后症状未减,且有加重之势,不能下床行动,又去某医院X线拍片诊断为:腰椎骨刺。服药无效,只能侧卧,不能坐起,生活不能自理,食欲欠佳,痛苦面容。

面黄,舌苔厚,脉紧。

辨证:证系肾虚,气血不能濡润筋脉,不通则痛。

治则:通经络,调气血。

取穴:昆仑。

针后立即疼痛减轻,4次后已能自己骑车来门诊就诊,活动自如,疼痛消失。

例2 李某,男,38岁。

主诉:右腰腿疼痛1月余。

病史:右腰腿疼痛1月余,右腰部刺痛并有酸胀感,放射到右腿,咳嗽时明显,起立时腰不能挺直,腿不能立即行走,需站立良久方能迈步,且跛行,夜间疼痛尤甚,影响睡眠。曾在医院查腰椎CT,示为$L_{4,5}$椎间盘脱出,S_1椎间盘退行性病变,$L_5 \sim S_1$椎间盘右后突出,建议手术治疗。因病员惧怕手术而来针灸科治疗。余无不适。

查:病员右$L_{4,5}$椎旁,骶孔$_{1,4}$(右)有轻度按压痛,右腿抬高>45°后即感疼痛,右腘窝约委中穴处有红紫色"从"字形突起之浮络,按之疼痛不明显。苔白薄,脉弦尺弱。

西医诊断:右坐骨神经痛(椎间盘脱出)。

辨证:肾虚腰痛、瘀血阻络。

治法:益气固肾、祛瘀生新。

取穴:点刺浮络(委中)。

针:伏兔↓右、养老↓右、听宫↓右。

疗效:针后即觉症状减轻,坐起后立即行走。

二诊:白天已不疼,但夜间右大腿后廉伸直不舒,觉筋短,咳嗽时有疼痛,苔薄,脉弦略减。

针:肾俞、大肠俞、环跳、承扶、委中、阳陵、昆仑(龙虎交战法之后,将针提起一豆许)。疗效:当时诸症消失。

十诊:白天活动如常人,仅于夜间睡卧时右腿后廉不适,仍觉筋短,需将腿抬高方舒。查:右腘窝处浮络明显,瘀滞未尽。

治疗:浮络点刺出血,待血出尽后自止。

例3 思某,男,53 岁。

主诉:右下肢疼痛 2 个月。

病史:右下肢疼痛,坐立及上下楼梯痛重。活动后稍好转,近 2 周左肩及上肢疼痛,昨日针灸 1 次,自觉症状减轻。

望诊:舌黯淡红、苔白黄稍厚。

切诊:脉弦滑。

西医诊断:坐骨神经痛。

辨证:肾亏,经脉失养。

治则:补肾通经。

取穴:①阿是。②听宫(左)、犊鼻、鹤顶、膝阳关、足三里、环跳(右)。

刺法:①火针。②毫针。

例4 谢某,男,38 岁。

主诉:右下肢外侧疼痛 2 年余。

病史:两年前因臀部肌肉注射后,出现右下肢外侧疼痛(循足少阳胆经)。经多方治疗,病情未见好转,反而逐渐加重。现右下肢不能完全着地,走路跛行,屈伸不利,纳差,眠可,二便调。

望诊:形体消瘦,痛苦面容,舌质黯红,苔少。

切诊:脉细涩。

辨证:气滞血瘀,经脉不通。

治则:通经止痛。

取穴:风市。

刺法:立而取之,针刺后出现电击感。

按语:本病经一次治疗,两年多的疾患即告痊愈。

第三章 临床常见痛症的治疗

【附】 火针治疗 30 例坐骨神经痛的临床观察

（一）临床资料

本组患者共 30 例,其中男性 19 例,女性 11 例,年龄最小为 21 岁,最大为 72 岁,病程最短者 4 天,最长者 7 年。左侧坐骨神经痛者 14 例,右侧坐骨神经痛者 15 例,双侧者 1 例。病情属重度者 17 例,中度者 13 例,中医辨证属病在足太阳者 18 例,在足少阳者 12 例。

（二）治疗与结果

1. 治疗方法

（1）取穴:①病在太阳:右秩边、殷门、委中、委阳、承山、昆仑等穴周围进行按压,选择明显的压痛点作为针刺点。②病在少阳:在环跳、风市、阳陵泉、绝骨等穴周围进行按压,选择明显的压痛点作为针刺点。

（2）针法:以中等粗细的火针,烧红后迅速刺入选好的穴位,达一定的深度,使患者产生麻、胀或窜的感觉,迅速出针,不留针。针刺时注意避开大血管。隔日治疗 1 次,10 次为 1 疗程。1 个疗程间隔 1 周进行第 2 个疗程。

2. 治疗结果

（1）疗效标准:①痊愈:临床症状及体征消失,活动自如,能恢复原工作。②显效:临床症状及体征消失,活动自如,劳累后偶尔有酸痛,能恢复原工作。③好转:疼痛明显改善,能行走,但小腿及足仍稍有胀痛。④无效:治疗 1 个疗程后,症状、体征与治疗前比较无明显改善者。

（2）疗效:30 例中,经火针治疗 20 例痊愈,其中半个疗程治愈者 7 例,1 个疗程治愈者 11 例,两个疗程治愈者 2 例;6 例显效;4 例好转,总有效率达 100%。

对本组的部分患者做了治疗前后的甲皱微循环和红外热像检查,发现为血色变红,血流速度加快,血流态好转等;红外热像图反映出治疗后患者温度升高。

七、膝痛

膝关节为人身下肢一重要关节,其处多筋腱,对人之站立行走起着很大的作用。而此关节最易遭受外邪侵袭,且邪气久留不易去,故膝关节发生疼痛最多见。

【病因病机】 本病主要为肝肾阴精不足,肝主筋,肾主骨,风寒湿邪乘虚而入,侵袭膝部,流注关节,阻滞气血而发疼痛。

【临床表现】

1. 风重

【主证】 膝关节疼痛,其痛游走不定,恶风,遇风则重,膝关节活动不利,屈伸困难。

【治则】 祛风散邪,疏利关节。

【取穴】 风池,风府,膝关透曲泉。

【穴解】 风池,风府可搜索经络之风邪,膝关透曲泉可条达局部气血之运行以散沉久之风邪。

2. 寒重型

【主证】 膝关节冷痛,畏寒肢冷,遇寒则疼痛加重,得温则痛缓,脉沉迟。

【治则】 温阳散寒,温通经络。

【取穴】 火针点刺内外膝眼,局部加灸。

【穴解】 以火针之热力,助体内阳气驱散寒邪,寒去则经络舒缓,气血运行流畅,疼痛自止。

3. 湿重型

【主证】 膝关节肿胀疼痛,以胀痛为特点,阴雨天加重,苔白腻,脉濡。

【治则】 健脾除湿,疏通经络。

【取穴】 鹤顶,内外膝眼,阴陵泉,足三里。

【穴解】 足三里为胃之合穴,阴陵泉为脾之合穴,前者属阳土,后者属阴水,故二者均有健脾胃,制水湿之功。鹤顶,内外膝眼从局部疏通经络,调理气血。

【典型病例】

例1 董某,男,30 岁。

主诉:左膝关节疼痛 1 个多月,疼痛不止,昼轻夜重,伸屈不利,步履尚可,与天气变化无关,局部无红肿,其他正常。

辨证:证乃风寒湿邪入侵经络,留于关节,阻滞不通,致成痹症。

治则:通经络,祛风湿。

取穴:鹤顶,犊鼻,阳关,阳陵泉,阴陵泉。

共针两次而愈。

例2 杨某,女,26 岁。

主诉:双膝关节疼痛 7 年,加重 9 个月。

病史:患者自 1995 年开始出现双膝关节疼痛,酸软(当时居住环境潮湿)。曾查血沉、抗"O"等未见异常,时轻时重,自去年 5 月份疼痛加重,呈持续性疼痛,恶寒畏冷,天气变化时疼痛加重,伴酸软乏力,近日伴左肘疼痛,夜间时惕动,纳可,二便调。

望诊:舌黯淡、苔白。

切诊:脉沉细。

辨证:风寒湿邪,痹阻经脉。

治则:祛风解表,通经止痛。

取穴:中脘、曲池、鹤顶、犊鼻、阳陵、阿是。

刺法:毫针 + 火针。

例3 Hakema,女,52 岁。

主诉:双膝关节疼痛 30 多年。

病史:病员双膝关节疼痛已 30 多年,虽经治疗但痛不减,经常痛甚。有时腰痛,故来针灸科求治。

查:在膝关节周围有很多粗细不等、颜色青紫的浮络,有的按之有压痛。苔白,脉沉略强。

诊断:痹证。

西医印象:骨性关节炎。

辨证:瘀血阻络,不通则痛。

治法:通经活络。

操作:在有压痛的浮络上点刺出血,待血出尽自然止血。之后疼痛立减。

二诊:1 个月后又来治疗,告之上次放血后,双膝关节疼痛消失,现仅腰骶疼痛。

查:在腰骶正中,有较粗之表色浮络,按之有压痛。

治疗:在浮络上刺出血,等血流尽后拔罐约 10 分钟起罐,疼痛消失。

按:30 多年的痼疾,仅两次放血治疗,获临床治愈。

八、足跟痛

足跟痛一症临床多见于 40 岁以上之人,然而年轻者也可患此症,其痛使足难以落地,影响活动,故而有讨论之必要。

【病因病机】

(1)高年之人气血不足,而又足跟久任于地,致使足部之气血运行失畅,经络阻滞不通而造成疼痛。

(2)体质素虚或摄生失调,肾气亏虚,肾主骨,肾虚则阴精无以充养骨之末端,放而亦可造成足跟痛。

【临床表现】

1. 实证

【主证】足跟痛,其痛剧烈,行走触地则加重,多发生于 40 岁以上者。

【治则】行气活血,疏通经络。

【取穴】承山放血,足跟放血,并用艾条灸足跟部。

【穴解】承山为足太阳经之俞穴,足太阳经贯腨内,出外踝之后,因此承山穴放血可改善足跟处的气血运行,使其经络通畅而痛止。

2. 虚证

【主证】足跟隐隐作痛,缠绵不愈,遇劳则重,面色不华,或有梦遗滑精之患。

【治则】滋补肾阴,疏通经脉。

【取穴】太溪,昆仑,涌泉,均用补法。

【穴解】足跟为肾所主,其经脉循行别入跟中,太溪为肾经之原穴,涌泉为肾经之荥穴,二者可补肾益精,配昆仑能调局部经气,通经络止痛。

需要说明的一点是,跟骨骨刺所致之足跟痛,针刺亦有疗效,不仅限于缓解症状,足跟疼痛完全消失亦不少见。

【典型病例】

李某,男,53岁。

主诉:两足跟痛已1年余,左重右轻,行路不便。近数月来,局部略有肿胀,疼痛较前加重,行路更加困难,有时足跟不敢着地,曾去某医院检查,经X线拍片证实"两跟骨骨刺"。谓无特效疗法,建议:"鞋内垫海绵底,减轻压力,减少刺激。"照此办理,无明显效果,经人介绍来针灸科治疗。

面色正常,足跟局部稍肿胀,有压痛,舌苔白,脉弦细。

辨证:证系肾气不足,兼之行路过劳,气血不能濡润筋骨所致。

治则:补养肾气,温通经络,调和气血。

取穴:用火针点刺太溪、昆仑、阿是穴。

火针能增加阳气,气血和调,则能濡润筋骨,使凝聚之气血得散,经络得通。共治疗两个月,20余次痊愈。

九、软组织损伤

软组织损伤,中医学称之为"伤筋"。人体除骨骼、内脏和感觉器官外,其他组织属于软组织。软组织包括皮肤、皮下组织、肌肉、肌腱、韧带、关节囊、滑膜囊、神经、血管等。这些软组织经常遭受暴力撞击、强力扭转、牵拉、压迫,或因跌仆闪挫,或因劳累过度,或因慢性劳损等而产生损伤。外力导致损伤而无骨折、脱位者均称之为软组织损伤。大多数患者没有全身反应,也很少危及患者生命。临床上以跌打、扭伤、坠落、挤压、碰撞等直接损伤为最常见。

【症状】疼痛、肿胀、功能障碍等。

【治则】疏通经络、活血化瘀、消肿止痛。

【治法】多采用左病右治,右病左治,上病下治,下病上治的治疗方法。

【典型病例】

例1 刘某,男,40岁。诉左胸前3~4肋处被物撞伤,局部疼痛,吸气时尤甚,即针刺健侧相应部位,一次症减,二次痊愈。

例2 李某,女,18岁。诉右膝关节被自行车撞伤,局部瘀紫肿痛,活动障碍,曾服用药物 2 天无效。即予先刺局部放出瘀血,再用缪刺法,1 次症减,2 次痊愈。

例 3　蔡某,女,56 岁。右膝内侧疼痛 10 天,10 天前因扭伤引起右膝内侧疼痛,并用红花油、膏药等外用,未有明显疗效。

诊断:软组织挫伤、筋扭伤。

刺法:缪刺。

疗效:1 次即愈。

分析:缪刺法就是针刺患侧对称相应部位的一种取穴方法。对软组织损伤等运用缪刺法治疗,疗效卓著,无论陈旧,均有可能 1 次痊愈。

十、治痛腧穴文献记载

《甲乙经》

肩痛:
　　云门、缺盆、阳谷、养老、肩贞、秉风、天容、膈俞、阳池、天突。

肩胛痛:
　　臑俞、前谷、肩外俞。

肩背痛:
　　列缺、昆仑、涌泉、关冲、天髎、肩井。

肩臂痛:
　　涌泉、天井。

肩髃痛:
　　二间。

肩肘痛:
　　曲池。

缺盆痛:
　　云门、太渊、缺盆、临泣。

臂痛:
　　少商、肘髎、关冲、肩髎。

肘臂痛:
　　尺泽、关冲、天井。

肩臂肘痛:
　　腕骨。

臑肘臂痛:
　　温溜、后溪。

臂内廉痛:

少泽、外关。

肘内廉痛:

间使。

臂腕外痛:

阳谷。

手臂痛:

液门。

手腕痛:

阳谷。

腕中痛:

前谷。

指臂痛:

肩髃。

指痛:

少商、前谷、涌泉。

四肢痛:

至阳。

尻臂内痛:

膀胱俞。

尻脊股臀痛:

承扶。

股枢腨内廉痛:

交信。

股枢腨外廉痛:

跗阳。

髀枢痛:

八髎、委中、京骨、束骨、府舍、环跳、丘墟。

髋髀痛:

足临泣。

膝痛:

伏兔、犊鼻、涌泉、阳关、侠溪、足临泣、太冲、中封、膝关。

胫痛:

条口、内庭、环跳、光明、绝骨。

胫股痛:

足三里。

股外廉痛：

    阳陵泉。

股内廉痛：

    商丘。

内踝痛：

    中封。

足痛：

    三阴交、上髎、涌泉、天泉、丘墟、足临泣。

脚跟痛：

    下巨虚、承山。

皮痛：

    内庭、悬厘。

《外台秘要》

身痛：

    尺泽、通谷、束骨、上巨虚、飞扬、天柱、膈俞、涌泉。

指痛：

    肩髃。

五指尽痛：

    涌泉。

胫痛：

    内庭、条口、足三里、三阴交、环跳。

股痛：

    足三里。

膝中痛：

    犊鼻、阴市、三阴交、涌泉、光明。

胯痛：

    阴市。

筋挛痛：

    商丘。

髀中急痛：

    府舍、京门。

髀枢痛：

    束骨、京骨、环跳。

枢股踹外廉骨痛：

    跗阳。

骨痛：

　　玉枕、紫宫、玉堂。

髋髀中痛：

　　足临泣。

膝外廉痛：

　　足临泣、膝阳关、太冲。

膝内廉痛：

　　中封、膝关。

髀椎脚痛：

　　丘墟。

胻痹引膝股内廉痛：

　　阳陵泉。

四肢重痛：

　　至阳。

足跟痛：

　　上巨虚。

足痹痛：

　　阴陵泉。

足不收痛：

　　天泉、完骨。

足外皮痛：

　　足临泣。

脚急肿痛：

　　承山、承筋。

足厥痛：

　　涌泉。

足跗上痛：

　　复溜。

脚内廉痛：

　　阴谷。

内踝前痛：

　　中封。

腨中痛：

　　飞扬。

皮肤骨痛：

中封、膈俞。

肌肤痛：

外丘。

筋缩急诸节痛上下无常处：

阳辅。

身热厥痛：

行间。

臂痛：

少商、阳溪、臂臑、肩髃、正骨、通里、前谷、后溪、腕骨、天宗、臑会、肩髎、关冲、中渚、液门、肩井。

臂厥膺胸满痛：

太渊。

臂臑内后廉痛：

极泉。

臀内廉痛：

少泽、天泉、外关、头窍阴。

臂腕外侧痛：

阳谷。

肩痛：

云门、曲池、肘髎、臂臑、巨骨、后溪、阳谷、养老、秉风、天容、商阳、天窗、天宗、肩贞、曲垣、神堂、关冲、阳池、天髎、天突。

肩背痛：

尺泽、膈俞、涌泉、天井、天牖、肩井。

肩前痛：

居髎。

肩胛中痛热而寒至肘：

肩外俞。

肩臂臑痛：

腕骨。

肩胛内廉痛：

谚语。

肩前臑痛大指次指痛不用：

大肠俞。

缺盆中痛：

太渊、云门、缺盆、天髎、足临泣。

肘中痛：

太渊、尺泽、阳溪、曲池、肘髎、少冲、通里、少海、前谷、后溪、小海、天宗、关冲、天井、天髎。

腋痛：

少冲、少海、小海、委阳。

腕中痛：

前谷、腕骨、阳谷。

掌痛：

少冲、极泉。

肘内廉痛：

间使。

胁腋急痛：

支沟。

肌肉痛：

会宗。

《资生经》

臂痛：

曲池、肘髎、阳溪、手三里、少海、阳谷、少泽、前谷、天宗、养老、后溪、听宫、间使、液门、肩髎、臑会、液门。

肩痛：

云门、曲池、巨骨、肩贞、曲垣、秉风、养老、肝俞、神堂、天井、天髎、天牖。

肩背痛：

中府、巨骨、臑腧、二间、水道、缺盆、大杼、谚语、天柱、涌泉、天井、天突、神道、天牖。

肩臂痛：

肩髃、腕骨、阳池。

臂腕外侧痛不举：

阳溪、阳谷。

肩胁痛：

不容。

臂臑痛：

通里。

臂肘痛：

列缺、孔最、手三里、肘髎、手下廉、支正、关冲、天井、中渚。

肘中痛：

列缺、太渊、经渠、曲池、冲阳、通里、劳宫、天井、天泉。

臂内廉痛：

太渊、经渠、天泉、水泉。

肩胛内廉痛：

尺泽、膈俞、谚语、京门。

肘痛肘寒：

尺泽、曲池、手三里、阳谷、关冲、中渚。

肩腋前痛：

前谷。

臂厥痛：

孔最。

指臂痛：

扁骨。

肩髃拘急痛闷：

曲垣、魄户、谚语。

肩胛痛：

肩外俞、天宗、臑俞。

肩髀热痛：

肩外俞。

肘外后廉痛：

天宗。

肩臑痛：

后溪。

肩肘痛：

天髎。

肩背连胸痛：

神堂。

肘内廉痛：

间使。

手痛：

间使。

五指尽痛：

后溪、涌泉、合谷。

十指尽痛：

支正、外关。

国医大师
贺普仁
针灸心法丛书

《针灸治痛》

腋急痛：

  曲池、肘髎、臂臑、腕骨、支沟、臑会。

臂胀肘腕酸痛：

  偏历。

次指间痛：

  下巨虚。

缺盆中引痛：

  太溪、商阳、缺盆、肩贞、天髎。

掣痛手不可伸：

  尺泽。

手挛指痛：

  少商。

髃胛小指痛：

  前谷。

腋痛：

  少海。

腕外廉痛：

  腕骨、前谷。

腿膝酸痛：

  足三里。

膝胻酸痛：

  足三里、绝骨。

膝痿痛：

  足三里。

胫痛：

  内庭、梁丘、环跳、绝骨、曲泉、至阳。

膝痛：

  梁丘、犊鼻、京骨、阳陵泉、绝骨、风市、光明、太冲、曲泉。

膝胻寒酸痛：

  条口。

膝腹内痛：

  三阴交、交信。

膝腹内外廉痛：

  阳陵泉。

膝内廉痛：

三阴交、交信、曲泉、膝关。

膝外廉痛：

侠溪、膝阳关。

腨内廉骨痛：

交信。

骨风廉痛：

阴谷。

髀枢痛：

委中、京骨、束骨、阴谷、交信、丘墟、环跳、绝骨、阴交。

髀枢腹胠痛：

跗阳。

髀枢脚痛：

丘墟。

髎枢引痛：

京骨。

髀枢痛不得行：

临泣、三阴交。

脾肠痛冷不仁：

风市。

足心痛：

经渠。

足跟痛：

下巨虚、承山、承筋、仆参。

足指尽痛：

涌泉。

足腨痛：

筑宾。

脚急肿痛：

丘墟。

足痛：

侠溪。

足外皮痛：

临泣。

内踝前痛：

中封、太冲。

脚重痛不得履地：
　　下昆仑。
脚胫酸痛：
　　巨虚。
足痹痛：
　　阳陵泉、地机。
足热股冷痛：
　　漏谷。
足外皮痛：
　　三阴交。
脚筋急痛：
　　承山、承筋。
脚腨酸痛：
　　承山。
筋骨酸痛：
　　肩髃。
四肢肿痛：
　　至阳。
身痛：
　　膈俞、中冲、京门、章门、尺泽。
风痹痛：
　　少海。
骨痛：
　　太白、脾俞、膀胱俞、膈俞、上关、绝骨。
肌肉痛：
　　膈俞。
皮痛肉痒：
　　肺俞。
皮肉骨痛：
　　中府、膈俞。
皮痛：
　　中府、屋翳。
举体痛痒如虫啮：
　　曲池。
膝中痛：

肝俞。

筋挛骨痛：

绝骨。

诸节尽痛无常处：

阳辅。

《铜人》

肩痛：

云门、秉风、曲垣、天窗、神堂。

肩背痛：

中府、二间、臑腧、天柱、譩譆。

肩臂不得屈伸而痛：

巨骨、阳池。

肩中热痛：

肩贞。

肩胛痛：

天宗、肩外俞。

寒热肩肿，引胛中痛：

臑俞。

肩臑拘急疼闷：

曲垣。

肩肘痛引颈项急：

天髎。

臂痛：

肘髎、少泽、养老、听宫、液门、臑会。

臂厥痛：

孔最。

臂内廉痛：

太渊、天泉。

臂肘痛：

下廉、手五里、通里、关冲、中渚、天井。

臂腕外侧痛不举：

阳谷。

臂肘外后廉痛：

天宗。

臂肿乳痛，悽惨寒痛，不可按抑：

乳根。

肘中痛：

曲池。

肘腋痛：

少冲。

肘挛腋胁下痛：

少海。

腋下肿痛：

委阳。

手挛指痛：

少商。

次指尖痛：

下廉。

五指端尽痛：

涌泉。

手五指尽痛不得握物：

外关。

膝痛：

犊鼻、京骨、阴谷、光明、曲泉。

膝胻酸痛：

足三里、条口、悬钟。

膝股内痛：

三阴交。

膝外痛不可屈伸：

膝关。

股内廉痛：

阴谷。

髀枢痛：

委中、京骨、京门。

髀枢股胻痛：

飞扬。

足跟痛不得履地：

仆参。

足腨痛：

筑宾。

内踝前痛：

　　太冲。

缺盆中痛：

　　太渊、商阳、缺盆。

肤骨痛：

　　中府。

筋骨酸痛：

　　肩髃。

皮肤痛不可近衣：

　　屋翳。

胁腋痛四肢不举：

　　支沟。

肤痛痿痹：

　　外丘。

筋挛诸节尽痛，痛无常处：

　　阳辅。

四肢重痛：

　　至阳。

《针灸大成》

臂痛：

　　臂臑、乳根、少泽、前谷、天池、肩髎、肩井。

臂外侧疼痛：

　　太渊、天泉。

臂膊痛：

　　曲池、巨骨、谚语。

腋痛：

　　委阳、地五会。

腋胁痛：

　　少海。

臑臂肘痛：

　　天井。

臑臂内后廉痛：

　　少冲。

肘痛：

　　曲池、少冲。

肘腋痛：

    小海。

肩痛：

    秉风、天窗、清冷渊、臑会。

肩胛痛：

    臑俞、曲垣、肩外俞、臑会、京门。

肩背痛：

    太渊、二间。

肩臂痛：

    中府、云门、尺泽、肩髃、养老、天宗、曲垣、天柱、阳池、天髎。

缺盆痛：

    太渊、商阳、肩贞、天髎、阳辅。

肘臂痛：

    孔最、手五里、大陵。

肘臂臑痛：

    通里。

肘外后廉痛：

    天宗。

手臂痛：

    液门。

手腕痛：

    颔厌。

指痛：

    少商、支正、外关。

四肢痛：

    至阳。

髀枢痛：

    委中、跗阳、京骨、京门、阳辅、丘墟。

股枢痛：

    交信。

股内后廉痛：

    涌泉。

股内廉痛：

    阴谷。

膝痛：

梁丘、犊鼻、足三里、条口、三阴交、大杼、委中、阴谷、阳关、阳交、光明、阳辅、膝关、曲泉。

膝膑痛：

厉兑。

膝胻痛：

绝骨。

胫痛：

上关。

胻处廉足跗上痛：

厉兑。

膝至外踝前痛：

阳辅。

脚痛：

梁丘、条口、下巨虚、次髎、承筋、承山。

脚胫痛：

上巨虚。

内踝前痛：

太冲。

足腨痛：

京骨。

足腨痛：

筑宾。

足跟痛：

仆参。

趾痛：

涌泉。

皮痛：

中府。

皮肤痛：

屋翳。

分肉间痛：

中渎。

肉痛：

肺俞。

肌肤痛：

会宗。

骨痛：

上巨虚、大都、太白、绝骨。

体痛：

曲池。

百节痛：

阳辅。

体重节痛：

商丘。

身痛：

膈俞、曲泉。

身体痛：

曲泉。

身颈痛：

涌泉。

臂痛：

孔最、臂臑、腕骨、液门。

臂臑痛：

手三里、手五里、肩髃、四渎。

臂内廉痛：

天泉。

臂外侧痛：

阳谷、消泺。

肘痛：

阳溪、下廉、肘髎。

肘膊痛：

关冲。

肘臂痛：

尺泽、列缺、下廉、曲池、中渚。

肘臂臑痛：

通里。

肘臂外廉痛：

灵道。

肘腕痛：

偏历、曲泽。

手腕痛：

经渠、阳溪、阳池。

手痛：

肩贞。

手指痛：

三间、前谷。

指臂痛：

合谷。

髀枢痛：

京骨、京门。

脊膂脚膝痛：

白环俞。

膊内痛：

譩譆。

腿痛：

秩边、光明。

阴股痛：

曲泉。

阴股内廉痛：

商丘。

股内廉痛：

阴谷。

股内后廉痛：

涌泉。

胻股痛：

足三里。

胻外廉痛：

厉兑。

膝痛：

犊鼻、足三里、阴陵泉、阴谷、光明、阳辅、行间。

胫痛：

中都。

膝股内廉跗踝肿痛：

三阴交。

膝至踝前痛：

阳辅。

膝胻足痛：

　　风市。

足胻痛：

　　条口、京骨。

足痛：

　　公孙。

足背痛：

　　陷谷。

足腨痛：

　　筑宾。

足踝痛：

　　漏谷。

内踝前痛：

　　太冲。

外踝痛：

　　金门。

足跗痛：

　　厉兑。

足跟痛：

　　仆参、太溪、大钟。

本节痛：

　　大都。

足趾背痛：

　　内庭。

分肉间痛：

　　中渎。

肤痛：

　　会宗。

骨节痛：

　　魂门。

四肢筋骨痛：

　　外关。

历节痛：

　　阳辅、大椎。

肩痛：

　　肩贞、臑会。

肩胛痛：

　　臑俞、天宗、秉风、曲垣、肩中俞、天窗、大杼、厥阴俞、天泉、臑会、天髎。

肩背痛：

　　中府、肩外俞。

肩膊痛：

　　偏历、上廉、天髎。

肩臂痛：

　　养老、清冷渊、肩髎。

肩肘痛：

　　天井、天髎。

肩肘臂外廉后痛：

　　小海、天宗。

《针灸集成》

足跟痛：

　　承筋、承山、仆参。

足趾痛：

　　涌泉。

分肉间痛：

　　中渎。

皮肤痛：

　　屋翳。

肌肤痛：

　　会宗。

支节痛：

　　商丘。

百节痛：

　　膝关。

身痛：

　　尺泽、至阴、曲泉、大椎。

骨痛：

　　上巨虚、大都、太白、魂门。

四肢痛：

　　尺泽、温溜、大都、膈俞、至阳。

腿胯连腨痛：

    环跳。

膝痛：

    梁丘、犊鼻、丰隆、三阴交、大杼、委中、昆仑、仆参、阴谷、阳陵泉、阳交、
    光明、膝关、曲泉、阳关。

膝胻痛：

    阴市、足三里、阳辅、曲泉。

膝膑痛：

    厉兑。

膝胫痛：

    巨髎。

膝股胻痛：

    太白。

阴股内廉痛：

    阴谷。

股膝痛：

    阳关。

股腨痛：

    交信。

胫胻痛：

    光明。

足痛：

    足三里、解溪、商丘、三阴交、地机、阴陵泉、昆仑、肩井、阳陵泉、丘墟、
    太冲。

脚膝痛：

    梁丘、条口。

足腨痛：

    昆仑、筑宾。

足胫痛：

    涌泉。

足腕痛：

    解溪。

足踝痛：

    太冲。

腋下痛：

委阳、足临泣、地五会。

肘臂痛：
　　商阳、肘髎、臂臑、肩髃、巨骨、乳根、少泽、前谷、天泉、关冲、液门、肩井。

肩膊痛：
　　魄户。

肩臂痛：
　　肩髃、养老、天宗、曲垣、清冷渊、天髎。

肩臑痛：
　　小海。

肩臂臑痛：
　　二间。

臂膊痛：
　　太渊、曲池、曲泽。

臂腋痛：
　　天池。

臂指痛：
　　中渚。

臑臂内廉痛：
　　少冲。

肘痛：
　　太渊、曲池、天井。

肘臂痛：
　　孔最、手五里、少海、通里、小海、大陵、外关、天井、臑会。

肘腨痛：
　　清冷渊。

肘臂外廉痛：
　　天宗。

肘腕痛：
　　少海。

手痛：
　　合谷。

手肘痛：
　　列缺。

手腕痛：
　　太渊、阳池。

手臂痛：

　　　　肩髃、液门。

手指痛：

　　　　后溪、支正、外关。

髀枢痛：

委中、丘墟。

髀枢股胻痛：

　　　　跗阳。

脊痛：

　　　　身柱。

腿痛：

　　　　后溪、环跳。

腿风湿痛：

　　　　委中、居髎、环跳。

《医宗金鉴》

手指关节痛：

　　　　外关。

瘰疬肿痛：

　　　　外关。

霍乱转筋：

　　　　阳陵泉。

腕肘无力疼痛：

　　　　太渊。

筋首疼痛：

　　　　合谷。

手挛筋急痛：

　　　　曲池。

痛痹：

　　　　伏兔。

膝膑肿痛：

　　　　厉兑。

两腿疮痒湿痛：

　　　　血海。

肘腋拘急痛引胸：

　　　　少府。

肩痛：

前谷、中渚。

臂痛：

前谷、腋骨、支正、少海、中渚、外关、肩并。

腕痛：

腕骨、阳池。

肘痛：

支正、少海、曲泽、中渚、外关、肩井。

五指痛：

腕骨。

小指筋挛疼痛：

支正。

膝胫冷痛：

曲泉。

百节酸痛：

阳辅。

腿中风湿疼痛无力：

风市。

足趾疼痛：

悬钟。

脚腕转筋痛：

丘墟。

《备急千金要方》

股枢膊内廉痛：

交信。

髀枢痛：

三阴交、束骨、交信、阴谷、环跳、绝骨、临泣、阴交。

膝痛：

阴市、犊鼻、风市、膝阳关、阳陵泉、光明、侠溪、太冲、中封、膝关。

胫痛：

绝骨。

腨肠痛：

风市。

内踝痛：

太冲、中封。

足痛：

  下廉、丰隆、三阴交、阴陵泉、承筋、承山、飞扬、跗阳、仆参、涌泉、然谷、丘墟、足临泣、侠溪。

前腋痛：

  前腋。

臂痛：

  孔最、经渠、阳溪、前谷、后溪、阳谷、天宗、天泉、肩髎。

臂腕痛：

  阳溪、曲池、前谷、腕谷、阳谷。

肘臂痛：

  曲池、肘髎、腕骨、支沟、臑会。

肘痛：

  尺泽、经渠、列缺、手三里、曲池、少冲、阳谷、天泉、间使、劳宫、中冲、关冲、中渚。

手臂痛：

  液门。

手痛：

  间使。

肩痛：

  曲池、巨骨、养老、天窗、天柱、天井。

肩胛痛：

  肩外俞。

肩背痛：

  尺泽、巨骨、缺盆、水道、大杼、膈俞、谚语、天髎、京门、天突、神道。

肩臂痛：

  腕骨。

肩臑痛：

  后溪。

肩背颈项痛：

  涌泉。

《甲乙经》

分肉痛：

  中渎。

皮肤痛：

  中府、肺俞、脾俞、外丘。

肌肉痛：

　　足三里。

骨痛：

　　中府、玉枕、昆仑、涌泉、玉堂。

体痛：

　　飞扬、京门。

身痛：

　　下巨虚、束骨、足通谷、涌泉、颅息。

气痛：

　　石门。

筋痛：

　　肝俞、委阳。

疝痛：

　　阴市。

痔痛：

　　攒竹。

《外台秘要》

大杼骨痛：

　　水沟。

身痛：

　　膈关、风池。

骨髀痛：

　　三阴交。

疝痛：

　　阴陵泉。

疠痛：

　　四满。

妇人阴内湿痒肿痛：

　　膀胱俞。

草鞋风痛：

　　丘墟。

《资生经》

妇人产后浑身疼：

　　百劳。

恶血风上肿痛：

上昆仑。

气痛：

　　　阴交。

气肿痉痛：

　　　臑会。

肌肤痛：

　　　会宗。

寒气客于筋肉间，疼攻口下筋痹不仁：

　　　中渎。

周痹痛无常处：

　　　足临泣。

刺风痉疼痛冷暖：

　　　曲池。

走痉刺痛：

　　　不容。

悽惨寒痛：

　　　乳根。

鼠鼷肿痛：

　　　箕门。

热病夹脊痛：

　　　委中。

尸厥烦痛：

　　　仆参、中极。

乳急痛：

　　　鱼际。

奔豚上下腹中与腰相引痛：

　　　中封。

背胀痛：

　　　巨骨。

骨髓冷痛：

　　　上巨虚、复溜。

稽满胁膈痛：

　　　足三里。

恶露不止，绕脐病痛：

　　　气海。

如伤诸疝按之在膝上伏兔下寒痛：

　　阴市。

引咳肾痛：

　　不容。

乳痛：

　　梁丘、乳根。

背痛：

　　三焦俞、志室、心俞、膈俞、意舍、附分、秩边、期门、巨阙。

夹背脊痛：

　　中膂俞。

五痔痛：

　　小肠俞。

《针灸大成》

身后侧痛：

　　京骨。

气痛：

　　阴交。

妇人血气痛：

　　申脉。

妇人小腹痛：

　　带脉。

风痛：

　　膻中。

痞痛：

　　肝俞。

痹痛：

　　府舍、足临泣。

疝痛：

　　中膂俞、筑宾、蠡沟。

癀疝阴股痛：

　　曲泉。

疠痛：

　　小肠俞、四满。

痛痛：

　　巨髎、和髎。

《针灸集成》

痹痛：

> 府舍。

喘呼痛：

> 曲泉。

妇人产后血气痛：

> 关元。

血痛：

> 膈俞。

风气痛：

> 大椎。

《备急千金要方》

皮痛：

> 内庭。

分肉痛：

> 中渎。

骨痛：

> 脾俞、膀胱俞、太白、上关。

皮肉骨痛：

> 中府、膈俞。

身痛：

> 尺泽。

洞泄体痛：

> 昆仑、京门。

疝痛：

> 大敦、关元。

痔痛：

> 阳谷、承扶、委中、承筋。

尸厥烦痛：

> 仆参、中极。

附录 治痛腧穴一览表

手太阴肺经

穴名	位置	所主痛症
中府	胸前壁外上方,前正中线旁开6寸平第一肋间隙处	胸中痛……皮肤首痛;胸中悚悚……肩背痛风汗出……善嚏皮肉骨痛;肺系急……肤骨痛寒热,肺风而肿汗出肩息背痛;肩臂痛……皮痛面肿……胸中满痛……咳辄胸痛……肩背痛风汗出……
云门	胸前壁外上方,距前正中线旁开6寸,当锁骨外端下缘凹陷中取穴	胸胁彻背痛;肩痛臂不举;暴小腹痛,肩痛不可举,引缺盆痛;心痛如悬,胸中痛;气上冲心,胸胁肋烦满彻痛;呃逆上气
天府	腋前皱襞上端水平线下3寸,肱二头肌外缘	臑痛
侠白	天府穴下1寸,肘横纹上5寸	心痛短气,悲恐相引;心痛欬,干呕烦满
尺泽	肘横纹中,肱二头肌腱桡侧缘	侠背臂而痛,心膨膨痛。心痛率颊逆,舌干胁痛,时痛;肩臂痛……心痛臂寒,腰背强痛,肘臂挛痛,呕泄上下出胁下痛,心痛彭彭然,邪病,四肢肿痛,气短邪痛心烦,肩胛内廉痛肘痛时寒,掣痛,手不可伸,烦心身痛;肋痛四肢肿
孔最	尺泽穴与太渊穴连线上腕横纹上7寸处	厥头痛;肘臂厥痛,屈伸难……头痛;颃逆臂厥,咽肿;汗既出厥头痛
列缺	桡骨茎突上方,腕横纹上1.5寸	突则肩背热痛,阴茎痛;肘臂痛,偏正头痛;阴痛,小便热痛,溺血精出臂肘痛,肘中痛,男子淋阳中痛;热病烦心,心闷,手臂痛
经渠	桡骨茎突内侧,腕横纹上1寸,桡动脉桡侧凹陷中	心痛呕吐;手腕疼痛;心痛欲呕,臂内廉痛,肘中痛,足心痛;疟寒热胸背痛……热病汗不出心痛欲呕
太渊	掌后腕横纹桡侧端,桡动脉桡侧凹陷中	肩臂胸满痛……缺盆中相引痛,厥心痛,卧若居,心间痛动则益甚,色不变者,肺心痛也,胃气上逆心痛,喘不得息,背痛;臂内廉痛……眼痛

穴名	位置	所主痛症
鱼际	第一掌骨中点,赤白肉际处	赤……缺盆中引痛……数欠肩背痛……心痛脉涩;头风面肿痛牙痛;心痛唾血,偏正头痛;目痛生翳赤筋
		腹痛不可以食饮。厥心痛,卧若徙居心间痛,动则益甚,色不变者,肺心痛也;身热头痛……痹走胸臂痛不得息……少气腹痛……欬引尻痛;目眩头痛;肺心痛,治头痛烦心,肺心痛,治咳引尻痛,腹痛不下食,痹走胸背痛,头痛甚,汗不出,头痛咳嗽汗不出,痹走胸背不得息,头痛不甚汗不出,孔急痛;齿痛
少商	拇指桡侧指甲角旁约0.1寸	指肢痛……臂痛;手挛指痛;头痛心烦,耳前痛

手阳明大肠经

穴名	位置	所主痛症
商阳	食指桡侧指甲角旁约0.1寸	口中下齿痛;肩背急,相引缺盆中痛;齿痛恶寒
二间	握拳,当食指桡侧掌指关节前凹陷中	肩髃痛,齿痛;肩背痛,龋痛目黄;喉痹颔肿肩背痛振寒;肩臂臑䐃齿痛……腰痛……头痛
三间	握拳,当第二掌骨小头桡侧后凹陷中	喘息目痒痛,齿龋痛;气喘目首急痛;下齿痛,手指手背肿痛;喉痹咽中如梗
合谷	手指,第一、二掌骨之间,约平第二掌骨中点处	齿龋痛;头痛背强……偏正头痛,腰背内引痛;指挛臂痛;寒热疟,鼻鼽衄,热病汗不出,目视不明,头痛齿龋,喉痹瘘臂面肿,唇吻不收,瘖不能言
阳溪	腕背横纹桡侧端,拇短伸肌腱与拇长伸肌腱之间的凹陷中	目痛瞑,头痛龋齿痛……厥逆头痛;手腕疼痛……腕痛彻肘;耳痛,目痛赤,主赤瞳痛,心痛身热如火;头痛牙痛,咽喉肿痛;热病烦心,目风赤烂有翳,厥逆头痛
偏历	阳溪穴与曲池穴连线上,阳溪穴上3寸处	齿痛鼻衄;肩臂肘腕酸痛
温溜	阳溪穴与曲池穴连线上,阳溪穴上5寸处	臑肘臂痛,肠鸣而痛,口齿痛;肠鸣腹痛……寒热头痛……口舌痛;口㖞,伤寒身热,头痛哕逆,肩不得举
下廉	阳溪穴与曲池穴连线上,曲池穴下4寸处	眼痛;腹痛若刀刺不可忍,腹胁痛满,狂走侠脐痛;肘辅骨肿痛……肘臂肿痛……肘臂痛;眼痛溺黄

穴名	位置	所主痛症
上廉	阳溪穴与曲池穴连线上,曲池穴下3寸处	肠鸣胸痛……眩风头痛;肩臂酸痛髓冷,脑风头痛,脑风头痛,小便难黄赤,肠鸣气走疼痛
手三里	阳溪穴与曲池穴连线上,曲池穴下2寸处	腰痛不得卧;齿痛;臂脖疼痛;手臂不仁,肘挛不伸,齿痛颊颌肿,瘰疬;肩臂痛
曲池	屈肘,成直角,当肘横纹外端与肱骨外上髁连线的中点	耳前痛,齿痛,目赤痛,肩肘中痛,难以屈伸,手不可举。腕垂急;肘中痛,臂膊疼痛筋缓……举体痛痒如虫咬
肘髎	屈肘,曲池穴外上方1寸,肱骨边缘	肩肘关节酸重,臂痛不可屈伸……节首痛;肩肘关节戾重痹痛不可屈伸
手五里	曲池穴与肩髃穴连线上,曲池穴上3寸处	痎疟心下胀满痛;肘臂痛;肘臂痛嗜卧,四肢不得动摇
臂臑	曲池穴与肩髃穴连线上,曲池穴上7寸处,当三角肌下端	寒热痹痛不得举;瘰疬肩背痛不得举;臂痛无力
肩髃	肩峰端下缘,当肩峰与肱骨大结节之间,三角肌上部中央。肩平举时,肩部出现二个凹陷,前方的凹陷中	指臂痛;肩臂疼痛臂无力;臂膊肿痛,泻之,冷风痛痹,后补;臂细无力,筋骨酸痛……手臂不得伸引
巨骨	锁骨肩峰端与肩胛冈之间凹陷中	臂膊痛;背髆痛,胸中有瘀血,肩臂不得屈伸而痛
天鼎	扶突穴直下1寸,胸锁乳突肌后缘	暴瘖气梗,咽喉肿痛,瘰疬,瘿气
扶突	喉结旁开3寸,当胸锁乳突肌的胸骨头与锁骨头之间	咳嗽,气喘,咽喉肿痛,暴瘖,瘰疬,瘿痛
口禾髎	水沟穴旁0.5寸,当鼻孔外缘直下,与水沟穴相平处取穴	鼻塞、衄、口㖞、口噤
迎香	鼻翼外缘中点,旁开0.5寸,当鼻唇沟中	鼻塞,衄,口㖞,面痒,胆道蛔虫症

足阳明胃经

穴名	位置	所主痛症
承泣	目正视,瞳孔直下,当眶下缘与眼球之间	眼赤痛;流泪,夜盲,眼睑瞤动,口眼㖞斜
四白	目正视,瞳孔直下,当眶下孔凹陷中	目痛口㖞;头痛,目眩;目瞤动不息。

穴名	位置	所主痛症
巨髎	目正视,瞳孔直下,平鼻翼下缘处	颔上肿,龋痛;唇颊肿痛;内眦赤痛痒,鼻准上肿;膝胫肿痛
地仓	口角旁 0.4 寸,巨髎下直下取之	齿痛颊肿;眼睑动;口㖞,流涎
大迎	下颌角前 1.3 寸凹陷中,咬肌附着部前缘,闭口鼓气时即出现一沟形凹陷,于凹陷下端取之	下牙痛;颊肿牙痛,寒热颈痛……口㖞齿龋痛;瘰疬;目痛不能闭;唇睑动
颊车	下颌角前上方一横指凹陷中,咀嚼时咬肌隆起最高点处	颊车痛不可以嚼;腮颊颈项痛;项强不得回顾;齿痛
下关	颧弓下缘,下颌骨髁状突之前方,切迹之间凹陷中。合口有孔,张口即闭	下牙痛;耳鸣齿痛;耳聋痛痒出脓
头维	额角发际直上 0.5 寸	寒热头痛如破,目痛如脱,头偏痛目视不明
人迎	喉结旁 1.5 寸,当颈总动脉之后,胸锁乳突肌前缘	阳逆头痛……颔痛;喉痈颈肿;耳鸣腰痛
水突	人迎穴气舍穴连线的中点,当胸锁乳突肌前缘	咳逆咽痛;气喘
气舍	人迎穴直下,锁骨上缘,在胸锁乳突肌的胸骨头与锁骨头之间	咽喉肿痛,气喘,呃逆,瘿瘤,瘰疬,项强
缺盆	锁骨上窝中央,前正中线旁开 4 寸	肩痛引项寒热。缺盆中满痛者,腰痛不可以俛仰;缺盆中痛
气户	锁骨下缘,前正中线旁开 4 寸	胸膺痛咳逆上气胸背痛……胁痛
库房	第一肋间隙,前正中线旁开 4 寸	咳嗽,气喘,咳唾脓血,胸肋胀痛
屋翳	第二肋间隙,前正中线旁开 4 寸	乳中疼痛,皮肤痛不可近衣
膺窗	第三肋间隙,前正中线旁开 4 寸	胸膈满痛,咳嗽,气喘,乳痈
乳中	乳头中央	本穴只作胸腹穴定位标志
乳根	第三肋间隙乳头直下	胸下满痛,膺肿,乳痛,悽惨寒痛不可按抑

穴名	位置	所主痛症
不容	脐上6寸,前正中线旁开2寸	呕血有息,胁下痛,口干心痛与背相引不可颏,颏则肾痛;膺背相引而痛;痰癖
承满	脐上5寸,前正中线旁开2寸	腹胀肠鸣胁下坚痛
梁门	脐上4寸,前正中线旁开2寸	腹中积气结痛,气块疼痛
关门	脐上3寸,前正中线旁开2寸	肠鸣切痛,绕脐急痛;卒痛泄利不欲食;积气胀满,肠鸣切痛……走气挟脐痛
太乙	脐上2寸,前正中线旁开2寸	胃痛,心烦癫狂
滑肉门	脐上1寸,前正中线旁开2寸	胃痛,呕吐,癫狂
天枢	脐旁2寸	脐疝绕脐而痛,腹中痛……当脐而痛,肠胃间游气切痛,女子胞中痛,月水不以时休止;肠鸣腹痛不嗜食;久泻不止
外陵	脐下1寸,正中线旁开2寸	腹中尽痛;腰痛心悬,下引脐痛,腹胀如鼓,气不得息
大巨	脐下2寸,前正中线旁开2寸	小腹胀满,小便不利,疝气,遗精,早泄
水道	脐下3寸,前正中线旁开2寸	小腹胀满痛,引阴中,月水至则腰背痛
归来	脐下4寸,前正中线旁开2寸	奔豚上入痛引茎;卵缩茎中痛
气冲	脐下5寸,前正中线旁开2寸	腹中绞痛,狐疝阴肿……妇人月水不利小腹痛无子,腰痛不得俯偃,阳痿疼痛,身热腹痛;小腹痛,子上抢心,痛不得息……气冲腰痛不可偃俯,若胞不出,众气尽乱,中腹痛不得反息
髀关	髂前上棘与髌骨外缘连线上,平臀沟处	腰痛……小腹引喉痛
伏兔	髂前上棘与髌骨外缘连线上,髌骨外上缘直上6寸处	膝腰痛;腰胯痛;痛痹
阴市	髂前上棘与髌骨外缘连线上,髌骨外上缘上3寸	寒疝痛;如伤诸疝按之在膝上伏兔下寒痛,卒疝小腹痛,腰痛不可顾。心痛手颤
梁丘	髂前上棘与髌骨外缘连线上,髌骨外上缘上3寸	大惊恐痛;腰股痛;乳肿痛;脚膝痛,冷痹不仁不可屈伸。足寒大惊乳肿痛。膝痛屈伸不得
犊鼻	髌骨下缘,髌韧带外侧凹陷中	膝中疼痛不仁
足三里	犊鼻穴下3寸,胫骨前崎外一横指处	颏痛……热则腰痛不可以偃仰……面颌痛、头痛,胫股腹痛;热厥头痛,上牙痛,肠鸣腹痛,食不化

穴名	位置	所主痛症
上巨虚	足三里穴下3寸	大肠病者,肠中切痛……当脐而痛,不能久立,侠脐痛,飧食泄,大肠痛;寒热身痛……泄脓血引少腹痛,足跗不收跟痛
条口	上巨虚穴下2寸	胫痛足缓失履,膝胻寒酸痛;足膝麻木寒酸肿痛
下巨虚	上巨虚下3寸	少腹痛……寒热身痛,痹,胫重足跗不收跟痛;小腹控引睾丸痛;次指间痛;跟痛,胸胁痛
丰隆	外踝高点上8寸,条口穴外1寸	厥头痛,胸痛如刺,腹痛如割,二便难涩;腿膝酸痛不得屈伸
解溪	足背踝关节横纹中央,拇长伸肌腱与趾长伸肌腱中间	头眩痛,心痛啮舌,头痛癫疾,眉拈痛不可忍;腹胀足腕痛,足痛
冲阳	解溪穴下方,拇长伸肌腱与趾长伸肌腱之间,当二、三跖骨与楔状骨间,足背动脉搏动处	口中热痛,胃脘痛时寒热;齿龋痛;口眼㖞斜,面肿,癫狂痛,胃痛,足痿无力
陷谷	足背第二、三跖趾关节后凹陷	肠鸣腹痛,足前肿痛,疝气少腹痛
内庭	足背第二、三趾间缝纹端	胫痛……皮痛……嗌中引外痛……下齿痛;足趾背红肿疼痛;引经头晕少腹痛;振寒咽中引痛,口㖞齿龋痛,疟不嗜食
厉兑	第二指外侧趾里角旁约0.1寸	胃脘疼痛,胻外廉足跗痛;膝髌肿痛;膝外廉足跗上皆痛……颈肿

足太阴脾经

穴名	位置	所主痛症
太白	第一跖骨小头后缘,赤白肉际	颊痛……热争则腰痛,不可以俛仰……两颌角等。厥心痛,肠鸣切痛。暴泄心痛,腹胀心痛尤甚骨痛;大便难,心痛脉缓
隐白	蹞趾内侧趾甲角旁约0.1寸	脾积疼痛;心脾痛;胸中痛
大都	蹞趾内趾,第一跖趾关节前缘,赤白肉际	暴泄心痛,腹胀,心尤痛,此胃心痛也,厥心痛;本节红肿疼痛;身重骨痛……腰痛不可俯仰,四肢肿痛……腰痛不能久立
公孙	第一跖骨基底部之前下缘,赤白肉际	实则肠中切痛……热痛嗜卧;胃脾疼痛,足心发热,痛难履地;疟不嗜食多寒热汗出,实则腹中切痛厥头面肿烦心狂言多饮不嗜卧,虚则鼓胀腹中气大满热痛不嗜饮霍乱

穴名	位置	所主痛症
商丘	内踝前下方凹陷中	……肠中痛……心下有寒痛阴股内痛气逆疝走上下腹痛……筋挛痛……厥头痛面肿起;胃脘痛,脚痛
三阴交	内踝高点上3寸,胫骨内侧面后缘	足下热胫痛不能久立,湿痹不能引腹中热若寒膝内痛心悲气逆……虚则腹胀腹鸣,溏泄食不化髀骨肌肉痛;阴茎痛,脐下痛不可忍
漏谷	三阴交穴上3寸	足踝疼痛;腹中热若寒肠鸣强欠时内痛心悲气逆……肠鸣腹痛……疝气少腹痛
地机	阴陵泉穴下3寸	癥瘕腹中痛;腰痛不得仰俯;足痹痛
阴陵泉	胫骨内侧踝下缘凹陷中	肾腰痛,妇人阴中痛,少腹坚急痛;腿膝肿痛;小便不利霍乱足痹痛
血海	膑骨内上缘上2寸	肾脏风包痒痛;月经不调;崩漏,经闭,湿疹,隐疹,丹毒
箕门	血海穴与冲门穴连线上,血海穴直上6寸	鼠蹊肿痛;淋遗溺,小便不通
冲门	耻骨联合上缘中点旁开0.5寸	腹中积聚疼痛;腹寒气满
府舍	冲门穴外上方0.7寸,前正中线旁开4寸	髀中急痛,循胁上下抢心,腹痛积聚;疝痛
腹结	府舍穴上3寸,大横穴下1.3寸	绕脐痛,胁肋痛;上冲抢心,脐寒泄痢
大横	脐中旁开4寸	小腹寒痛,泄泻,便秘,腹痛
腹哀	大横穴上3寸前正中线旁开4寸	便脓血,寒中,食不化,腹中痛……绕脐痛抢心;腹寒痛
食窦	第五肋间隙处,前正中线旁开6寸	胸胁支满疼痛,膈痛,嗳气,翻胃,腹胀,水肿
天溪	第四肋间隙中前正中线旁开6寸	膺胁疼痛上气,胸中满痛乳肿贲膺
胸乡	第三肋间隙中,前正中线旁开6寸	胸胁稽满,却引背痛,卧不得转侧
周荣	第二肋间隙中,前正中线旁开6寸	咳嗽,气逆,胸胁胀满
大包	腋中线上,第六肋间隙中	大气不得息,息即胸胁中痛,实则身尽痛,虚则通身皆纵

手少阴心经

穴名	位置	所主痛症
极泉	腋窝正中腋动脉搏动处	心腹痛干呕哕,是动则病嗌干心痛……是主心所生病者,目黄胁痛,臑臂后廉痛,掌中热痛,治心痛,悲恐相引,胁下满痛;治心痛干呕……目黄胁下满痛;胁肋疼痛,肩臑不举,呕烦心痛;心痛干呕;心胁满痛
青灵	少海穴与极泉穴的连线上,少海穴上3寸,肱二头肌的内侧沟中	头痛振寒、目睛胁痛;肩臂红肿、腋下痛;目黄头痛,振寒胁痛;头痛……胁痛肩臂不举,风眩头痛,顷刻引肘腋,腰痛引少腹,齿龈痛;热病先腰胫酸……身热项痛而强,振寒身热,寒热齿龋痛
少海	屈肘,当肘横纹内端与肱骨内上踝连线之中点	……腰痛引少腹,臂痛,小腹痛,腋胁下痛,齿龋痛……脑风头痛,身热项强痛,肘挛头眩痛,臂痛屈伸不得,风痹痛痓病,风痹漏瘇;治寒热齿龋痛……肘挛腋胁下痛……治齿寒脑风头痛;目眩齿痛,寒热齿龋痛……肘挛腋胁下痛……脑风头痛……心痛;齿痛……头风疼痛……肘臂腕胁痛挛不举,……漏肩疼痛风痹瘇漏屈伸不得,心疼手颤;漏肩与风吹,肘臂疼痛
灵道	腕横纹上1.5寸,尺侧腕屈肌腱的桡侧	心痛悲恐相行,治心痛悲恐;心痛悲悸,肘臂外廉疼痛,心痛,心痛悲恐
通里	腕横纹上1寸,尺侧腕屈肌腱的桡侧	头眩痛,卒痛烦心,心中懊侬,热病先不乐,头痛而无汗,心痛上抢,心不欲食……头眩痛,面赤而热……臂臑肘痛,卒痛烦心,心中懊侬头目眩晕,肘臂臑痛,头面热无汗 悲恐目眩头痛,面赤而热,心悸肘臂臑痛,面热目赤,肘臂臑痛;热病头痛……肘臂肿痛……目眩头痛
阴郄	腕横纹上0.5寸,尺侧腕屈肌腱的桡侧	心痛;气惊心痛;心痛烦满舌强,主心痛,气惊心痛;厥逆心痛;心痛霍乱
神门	腕横纹尺侧端,尺侧腕屈肌腱的桡侧凹陷中	治心痛,心痛数噫,咽干不嗜食心痛;心痛心烦;心痛数噫……目黄胁痛。心痛,少气
少府	第四、五掌骨之间,握拳,当小指端与无名指端之间	肘腋拘急痛引胸,妇人阴挺阴痒,男子遗精偏肿痛;阴痛,实则挺长寒热,阴暴痛遗尿;阴痛,胸痛,肘腋挛急,胸中痛;胸中痛……阴痒阴痛
少冲	小指桡侧指甲角旁约0.1寸	胸痛苦热。心痛而寒,手掌热,肘中痛,热病烦心,心闷而汗不出,掌中热心痛,身热如火,浸淫烦满,舌本痛;热病烦心上气心痛……肘腋胸中痛……挛痛引

附录 治痛腧穴一览表

195

穴名	位置	所主痛症
		肘腋;心痛而寒,疗卒心痛,胸痛,胸中痛到腰背,上气心痛,心痛身热如火;治热病烦满,上气心痛……胸中痛……手挛不伸,引肘腋痛。臑臂内后廉痛,胸心痛……肘痛不伸

手太阳小肠经

穴名	位置	所主痛症
少泽	小指尺侧指甲角旁约0.1寸	妇人乳肿痛;头痛喉痹……烦心心痛,臂内廉及肋痛……头痛不可顾;头眩痛,颈强急痛,不可以顾,短气胁痛心烦,振寒小指不用,头痛;臂痛痿纵,气短,胁痛心烦,项强急痛,眩痛,头痛;心惊头痛……胸膈痛闷
前谷	握拳第五指掌关节前尺侧横纹头赤白肉际	颈项肩臂痛;臂不可举,头项急痛,目中目翳,目痛泣出;头眩痛,颈强急痛,不可以顾,目急痛,臂重痛肘挛,臂腕急,腕外侧痛,臑如拔;指痛不能握掌
后溪	握拳,第五指掌关节后尺侧横纹头赤白肉际	肩臑肘臂痛,头不可顾……目赤痛皆烂。生翳膜暴痛……臂重痛;臂肘挛急五指尽痛……腿痛……头项痛……胸项疼痛;臂腕痛,五指痛;头痛涕出
腕骨	后溪穴直上,于第五掌骨基底与三角骨之间赤白肉际取之	肩臂项痛;颔痛,引耳嘈嘈,耳鸣无所闻,胁痛不得息,肘节痹,臂酸重,腋急痛,肘难屈伸。臂腕急,腕外侧痛,臑如拔,肩臂痛,腰背痛,恶寒;治热病汗不出,胁下痛不得息……疟疾头痛烦闷;指挛臂痛……耳鸣头痛
阳谷	腕背横纹尺侧端,尺骨茎突前凹陷中	胸痛不可息……目痛,手腕痛,肩痛不可自带衣,臂腕外侧痛不举,上牙龋痛;颈强急痛,不可以顾。目急痛赤肿。目赤痛。颔痛引耳中嘈嘈,耳鸣无所闻。上牙齿痛,下牙齿痛,胁痛不得息,臂腕急,腕外侧痛,臑如拔,臂痛,时痛时寒,疟胁痛不得息,腋下肿。胁痛颈项肿,寒热耳聋,耳鸣齿龋痛,肩臂腕外侧痛不举
养老	以掌向胸当尺骨茎突桡侧缘凹陷中	肘痛欲折,臑如拔;肩臑痛,臂重痛肘挛,五指尽痛不掣,项强急痛,头痛;手臂疼不能自上下,目视不明;肩、臂酸痛,冷风格痛;……腰重痛不可转侧起坐艰难及筋挛脚痹不可屈伸

穴名	位置	所主痛症
支正	阳谷穴与小海穴的连线上,阳谷穴上5寸	肘臂小指筋挛疼痛;头顶痛;颈肿项痛,不可以顾,身热项痛而强,振寒而热……实则肘挛头眩痛……头痛目眩;十指尽痛;项强头痛……腰背酸四肢乏弱,肘臂不能屈伸手指痛不能握
小海	屈肘,当尺骨鹰嘴与肱骨内上髁之间凹陷中	喉痛,齿龈肿痛;头痛寒热,汗出不恶寒,颈强急痛;寒热齿龋痛,风眩头痛,背臂振寒,项痛引肘腋腰痛,引少腹中四肢不收;颈头痛,项强急痛;治寒热齿龈肿,风眩颈项痛……少腹痛四肢不举;肩肘臂外廉后痛;颈额肩臑外后廉痛……风眩颈项痛……肘腋痛,尽头肿,少腹痛
肩贞	腋后皱襞上1寸	引缺盆中热痛;颌痛,引耳嘈嘈,耳鸣无所闻……肩中热痛,手臂小不举;肩中热痛,颌痛引耳,引缺盆中热痛麻,治风痹,手臂不举,肩中热痛;缺盆中痛,手麻木痛不举……肩点大痛,泻之
臑俞	腋后皱襞直上,肩胛骨下缘凹陷中	寒热肩肿,引胛中痛;肘节痹,臂酸重,腋急痛,肘难曲伸,肩肿痛而寒至肘;寒热肩肿引胛中痛,目眩头痛,身热项强痛,时挛,头眩痛,臂酸无力,肩痛引胛,寒热气肿酸痛
天宗	肩胛骨冈下窝的中央	臂痛,肩重背痛……肩重肘臂痛不可举;肩胛痛,肩重臂痛,肘外后廉痛
秉风	肩胛骨冈上窝中央,天宗穴直上	肩痛不可举;肩胛疼痛,项强不得回顾
曲垣	肩胛骨冈上窝内侧端	肩痛周痹;肩痛周痹气泣,肩拘急疼闷;肩臂热痛拘急周痹
肩外俞	第一胸椎棘突下旁开3寸	肩胛骨痛而寒至肘;肩背寒痛彻肘,颈项强急;肩胛痛发寒热,引项挛急,周痹寒至肘
肩中俞	第七颈椎棘突下旁开2寸	肩背寒痛,肩胛疼痛
天窗	喉结旁开3.5寸,在胸锁乳突肌之后缘	颊肿痛;耳痛鸣聋,喉嗌痛,颈痛;颊肿喉中痛……肩痛引项不能回顾;头痛,肩胛引项不得顾;痔瘘颈痛;颈瘰肿痛肩胛引项不得回顾……喉痛暴瘖,颊痛肿喉痛,瘖不能言,肩痛引项……主漏颈痛,心痛引项不得顾,耳痛,喉痛,头痛隐疹

穴名	位置	所主痛症
天容	下颌角后,胸锁乳突肌前缘	疝积胸痛,肩痛不可举;颈肿项痛,不可以顾;胸痛不得息,胸中痛,阳气大逆,上满于胸中,横膈肩息,大气逆于上,喘喝坐伏……肩痛不可举……
颧髎	目外眦直下,颧骨下缘凹陷中	齿痛;口僻痛,齿痛恶寒;颔肿齿痛
听宫	耳屏前,下颌骨髁状突的后缘,张口凹陷处	臂痛;臂痛,失声

足太阳膀胱经

穴名	位置	所主痛症
睛明	目内眦旁0.1寸	迎风流泪痒痛……目痛视不明;目痛目眩,内眦赤痛,目眬眬无所见,眦痒痛……头痛目眩,目内眦痛,目茫茫无所见,眦痒疼痛;恶风目泪出,憎寒头痛……内眦赤痛……眦痒痛淫肤白翳;眼红肿痛;憎寒头痛,目眩内眦赤痛
攒竹	眉头凹陷中	头风痛……眉头痛……面赤颊中痛……阴中诸病,前后相引痛,不得大小便;风头痛,颈项急痛,不可以顾,面赤颊中痛;眉头痛,眼中赤痛,颊痛,项强急痛,目眬眬视物不明,眼中赤痛,头风诸痛……眉棱骨痛;眼中赤痛,眼睑瞤动不得卧,颊痛,面痛。眼中赤痛……目疼头痛
眉冲	攒竹穴直上入发际0.5寸	五痫头痛,头痛鼻塞
曲差	神庭穴旁0.5寸	头痛;头项痛,颈项痛,顶痛;头顶痛身体烦热,目视不明;目不明头痛……顶巅痛
五处	曲差穴上0.5寸	背强反折,瘈疭癫疾头痛;癫疾头疼;风眩头痛;头痛
承光	五处穴后1.5寸	目眩头痛
通天	承光穴后1.5寸	头项重痛;头痛身热鼻塞而息不利……头旋头痛;头旋项痛不能转侧
玉枕	后发际正中直上2.5寸,旁开1.5寸	目系急痛引颈,头重项痛。寒热首痛,头眩目痛,头半边寒痛,面赤颊肿痛,目痛不能视,头项痛恶风汗不出……

穴名	位置	所主痛症
天柱	后发际正中直上0.5寸	目内系急痛引额,头重项痛,寒热骨痛,头弦目痛,头半边寒,目痛不能视,项似拔,不可左右顾……目痛不能视……目痛如脱,目内挛系急痛,头枕头重项痛,脑风痛不可忍,颊中痛。治目痛不能视,头风痛不可忍,目痛如脱,内连目系眩头重痛……足不任身,痛欲折……目䀮䀮赤痛,头痛,肩痛欲折……目茫茫赤痛,痉厥头痛,项走痛腰脊为应,眩头痛重,目如脱、项如拔……身痛欲折……肩背痛欲折,今附治颈项筋急,不得回顾,头旋脑痛
大杼	第一胸椎棘突下,旁开1.5寸	头项痛不可以俛仰,头痛……腰背痛;头痛,肩背痛……颈项痛不可以俛仰,头痛振寒……腰背痛痉脊急;痎疟头痛振寒,腹痛,肩背痛,头目眩;头痛振寒瘛疭,伤风不解,头痛如破,肩胛酸痛;膝痛不可伸屈……腰背痛……身热目眩腹痛;腰背项背强痛不得卧……头痛……膝痛不可伸屈……小肠气痛
风门	第二胸椎棘突下,旁开1.5寸	风眩头痛;胸背痛,喘气卧不安;头痛项强……伤风咳嗽,头痛鼻塞流涕……头痛风眩……胸背彻痛
肺俞	第三胸椎棘突下,旁开1.5寸	引胁痛,腰背痛,邪在肺,则病皮肤痛;胸中痛……腰背痛……疗皮痛内痒,胸中痛,腰背强痛,治上气呕吐,支满不嗜食,汗不出腰背强痛
厥阴俞	第四胸椎棘突下,旁开1.5寸	治逆气呕吐心痛,留结胸中烦闷;两胛痛楚,呕逆气结,胸闷心痛;颏逆牙痛……心痛;牙痛
心俞	第五胸椎棘突下旁开1.5寸	寒热心痛,循循然与背相引而痛;心痛;转筋入腹,痛欲死者,主心痛,疗寒热心痛,背相引痛,心懊怵微痛,烦逆,疗目痛
督俞	第六胸椎棘突下,旁开1.5寸	疗腹痛雷鸣,疗心痛。心腹痛
膈俞	第七胸椎棘突下旁开1.5寸	胸胁疼痛;肩痛胸腹痛;肩背寒痛,肩胛内廉痛,寒热皮内骨痛,腹胀胃脘暴痛,及腹积聚、肌内痛……寒热皮肉骨痛少气不得卧,胸满支两胁,膈上兢兢,胁痛,腹膜,胃脘痛,上气肩背寒痛汗不出,喉痹腹中痛,积聚嘿嘿热嗜卧,怠懒不欲动……心痛周痹皆痛;胁痛腹胀胃脘暴痛。治心

続表

穴名	位置	所主痛症
肝俞	第九胸椎棘突下,旁开1.5寸	痛周痹,心痛如锥刀刺,背恶寒痛,肌肉痛,寒热骨痛,气坏膈痛,周痹身皆痛,肩胛内痛,骨痛,皮肉骨痛,食则心痛,身痛 痉筋痛急互引,腋胁下与脐相引,筋急而痛……肩项痛……颏引胸痛;内眦赤痛痒,胁肋急痛……胁下与脐相引筋急而痛……眉头痛……颏引胸痛……筋痛急互相引,肝胀癫狂;治小腹痛,转筋,痛欲死者,心腹胸满痞痛,腰中痛,肠痛,心痛,咳引两胁急痛……循眉头痛……咳引胸中痛,肩痛,目眩循眉痛,内眦赤痛痒;治颏引两胁,急痛不得息,转侧难,目眩循眉头痛……颏引胸中痛,寒疝少腹痛
胆俞	第十胸椎棘突下,旁开1.5寸	口苦舌干咽中痛,食不下,目黄,胸胁不能转侧,头痛振寒汗不出,腋下肿;胸胁痛,干呕吐;头痛,咽痛干呕吐,头痛振寒……咽痛。胁痛不得卧
脾俞	第十一胸椎棘突下,旁开1.5寸	皮内肤痛……膈上兢兢胁痛,腹膜胸腔暴痛……肩背寒痛……腹中痛……心痛无可摇。大肠转气,按之如覆杯。热引胃痛;热痉引骨痛,股中气胀脊痛,腹中气胀引背痛……身重不动,脾痛热痉,大肠转气,按之如覆杯,热引胃痛……脾痛不嗜食,热痉引骨痛,腹胀引胸背痛,腹中气胀引脊痛,两胁急痛,腹痛寒热,痛不得俯仰,心痛如悬;治腹胀引胸背痛……腹痛不嗜食;黄疸腹胀痛……积块胀痛
胃俞	第十二胸椎棘突下,旁开1.5寸	背急痛……脊急痛,筋挛食不下,腹痛不嗜食,肠鸣腹痛……脊痛筋挛,肠鸣腹痛,胸胁支满;肠鸣腹痛……背痛筋挛
三焦俞	第一腰椎棘突下,旁开1.5寸	胀满积块坚硬疼痛,头痛食不下,腰背痛,伤寒头痛食不下……腹胀腰疼吐逆,腹痛欲泄……目眩头痛;肠鸣腹胀,水谷不化,腹中痛欲泄注,目眩头痛;伤食头痛……伤寒身热,头痛吐逆,肩背急,腰背强不得俯仰……水谷不分,腹痛下痢肠鸣……腰背痛

200

穴名	位置	所主痛症
肾俞	第二腰椎棘突下,旁开1.5寸	腰痛;肋胁引痛,心下奔痛……少腹急痛;风头痛,肋腋引痛,心痛如悬,小腹痛;腰痛不可俛仰……热痉寒热食多身羸瘦两胁引痛心下热痛心如悬下引脐少腹急痛……风头痛如破……两胁引痛,胁内引少腹痛……阴痛……治阴痛主小腹。酸痛雷鸣,气逆心痛,腰痛不可俯仰,腰痛不可屈伸,风头痛。两胁满引少腹急痛……少气溺血,小便浊出精,阴中疼胸胁腰痛……中而寒气,致腰疼痛,其寒如冰,其重如石……踞尘而脐痛。腰痛梦遗……两胁满痛引少腹……阴中痛……男女久积气痛变成劳疾……腰股痛……耳痛耳鸣
气海俞	第三腰椎棘突下,旁开1.5寸	腰痛痔漏
大肠俞	第四腰椎棘突下,旁开1.5寸	腰脊疼痛,股中气胀引背痛……腰痛……肩前臑痛,大指、次指痛不用……主腹中气胀引脊痛,小腹后痛腰脊痛强,小腹后痛腰背痛强,腹胀绕脐切痛,治腰痛,肠鸣腹胀,腹胀肠鸣洞泄,腹中气胀,背强不得俛仰
关元俞	第五腰椎棘突下,旁开1.5寸	风劳腰痛
小肠俞	第一骶椎棘突下,旁开1.5寸	小腹痛控睾引腰背疝痛,泄痢脓血五色,重下肿痛,腰背痛,少腹疼热控睾丸,腰脊疝疼上冲心。治少腹痛……腹痛重下肿痛,泄注五利后脓重下腰痛,五痔痛,腰背痛。治小便赤涩淋沥,少腹疗痛……大便脓血出……沥痛……头痛。小腹胀满疝痛……五痢便脂血腹痛……腰背痛小水不利
膀胱俞	第二骶椎棘突下,旁开1.5寸	腰脊强直疼痛,少腹痛胀,屈臂内痛,似痹症状,腰背痛强引背,腰痛疝痛。热痉汗不出及折尻臂内痛以痹症状腰脊痛强引背少腹俛仰难……治泄痢腹痛,风劳腰脊痛,热痉引骨痛,泄利腹痛,腰腿疼痛,妇人阴内湿痒肿痛
中膂俞	第三骶椎棘突下,旁开1.5寸	腰痛不可俯仰……引胁痛内引心,从项始数脊侠膂如痛,按之应手,灸之立已。腹胀胁痛,腰痛挟背脊,上下按应手者从项至此穴痛,皆宜灸之,腰痛侠背里痛……疝痛……

穴名	位置	所主痛症
白环俞	第四骶椎棘突下,旁开1.5寸	腰痛疝痛;腰脊挛急痛……治腰髋疼,脚膝不遂,温疟腰脊冷疼不得安卧;腰髋痛,不得久卧,背膂脚膝强痛不遂;腰背痛疝痛,大小便不利,腰髋痛,脚膝不遂……肾虚腰痛……
上髎	第一骶后孔中,约当髂后上棘与督脉中点	腰足痛而清;腰膝冷痛;……阴中痒痛
次髎	第二骶后孔中,约当中膂俞与督脉之间	腰痛按之不可俛仰;腰背痛恶寒,赤白沥心下积胀,腰痛不可俯仰;治疝气下坠,腰脊痛不得转摇,急引阴器痛不可忍,腰以下至足不仁
中髎	第三骶后孔中,约当中膂俞与督脉之间	腰痛大便难;厥阴所结腰痛大便难……腰尻痛,主下苍汁不禁,赤沥阴痒,痛引小腹控䏚不可俛仰;治丈夫五劳七伤,六极腰痛大便难
下髎	第四骶后孔中,约当白环俞与督脉之间	腰痛少腹痛,阴中痒痛,少腹控;腰痛引少腹痛,女子下苍汁不禁,赤沥阴中痒痛控䏚不可以俛仰……
会阳	尾骨尖旁开0.5寸	经行腰腿疼痛
承扶	臀横纹中央	腰背痛,尻背腹臀阴寒大痛,虚则血动,实则鼻热痛,痔痛尻阴中肿篡痛;腰脊尻臀股阴寒大痛,虚则血动,实则热痛痔篡痛
殷门	承扶穴与委中穴连线上	腰痛得痛不能仰,仰则痛得之举重恶血归之
委阳	腘横纹外端,股二头肌腱内缘	竞竞然筋急痛,不得大小便,腰痛引腹,不得俛仰;小腹坚痛引阴中不得小便,脊强反折,瘈疭癫疾头痛……实则闭癃腋中肿痛,虚则遗溺脚急,竞竞然筋痛不得小便,痛引腹腰痛不得俛仰;小腹坚痛引阴中,癫疾头痛,治腋下肿痛
委中	腘横纹中央	腰胯股膝筋挛疼痛,热痛侠背痛,解脉令人腰痛如裂……腰痛侠背而痛至头几几然,腰痛侠背至头,膀胱病在少腹,偏肿而痛,髀枢痛引季肋内控,篡痛;少腹热而偏痛,腰痛侠脊背至头几几然,引腰脚重痛于此刺出血,脊强反折,瘈疭癫疾头痛,热病侠脊痛,痛腋下肿,腰痛侠背至头沉沉然目茫茫,疟头痛寒从背起……癫疾支折然痛侠脊痛痔篡痛……尻膝寒,髀枢外行季肋,内控八髎,衄血不止,风痹髀枢痛;一切腰脚重痛,风湿痿痹,髀枢不利,膝不得屈伸

穴名	位置	所主痛症
附分	第二胸椎棘突下旁开3寸	背痛,脊痛引颈,颈项强痛,不得回顾,肩背拘急;肘臂不仁肩背拘急风寒腠理
魄户	第三胸椎棘突下,旁开3寸	项背痛,肩胛拘急悽厥寒项背痛引颈,欬逆上气,呕吐烦满,背痛不可回顾,背膊疼痛
膏肓	第四胸椎棘突下,旁开3寸	背脊痛
神堂	第五胸椎棘突下,旁开3寸	肩痛胸腹满,悽厥脊背急强,肩痛胸腹满,腰背强痛不可俛
譩譆	第六胸椎棘突下,旁开3寸	腋拘挛暴脉急,引胁而痛内引心肺,目中痛不能视,小儿食时,头痛,肩背痛寒,肩胛内廉痛,腋拘挛暴脉急引胁痛,内引心肺,从项至脊以下十二椎应手灸之立已……肩胛内廉痛不可俛仰,眇季胁引少腹而胀痛,小儿食后头痛引颐……治腋拘挛暴脉,急引胁痛,热病汗不出,温疟肩背痛,目眩鼻衄,喘逆腹胀,肩髃内廉痛不得俛仰,肩背胁肋痛急,目痛
膈关	第七胸椎棘突下,旁开3寸	背痛恶寒脊强仰难,关节不利,浑身疼痛,背痛恶寒
魂门	第九胸椎棘突下,旁开3寸	背痛恶风寒,胸中痛,浑身骨节痛,胸背连心痛,灸之更验。尸厥走注胸背连心痛,胸脊连心痛,食不下,筋挛骨痛
阳纲	第十胸椎棘突下,旁开3寸	肠鸣而痛,肠痛食不下
意舍	第十一胸椎棘突下,旁开3寸	两胁胀满,疼痛呕吐,背痛恶风,背寒恶风寒
胃仓	第十二胸椎棘突下,旁开3寸	恶寒背痛,背脊痛不得俛仰
肓门	第一骶椎棘突下,旁开3寸	治心下痛大坚,心下痛,气攻腰胁;心下痛……妇人乳痛
志室	第二腰椎棘突下,旁开3寸	腰痛背急,胁肋急痛,腰痛背急,胁下满少腹坚急,治阴痛下肿,两胁急痛,背痛俛仰不得,腰痛背急,强痛,食欲不消,腹中坚急,阴痛下肿失精……八字骨疼
胞肓	第二骶椎棘突下,旁开3寸	腰背痛,恶寒少腹满坚,阴痛下肿,腰背卒痛,不可俛仰,少腹坚急癃闭下重,不得小便,涩痛
秩边	第四骶椎刺突下,旁开3寸	腰痛骶寒……阴痛下重,背恶寒痛,脊强难以俯仰,腿又风痛,肾虚腰痛

穴名	位置	所主痛症
合阳	委中穴直上2寸	腰背痛引腹……阴暴痛,癞疝崩中,股上下痛,肠澼阴暴败痛……跟厥膝重腰脊痛引腹篡阴股热阴暴痛,寒疝阴偏痛,腰背痛引腹,治腰背强引腹痛……寒疝阴偏痛,女子崩中
承筋	合阳穴与承山穴中点。	大肠实则腰背痛……头眩痛……腰痛濈濈然汗出。篡痛,头痛寒热,汗出不恶寒,少腹痛……脚急肿痛跗筋足挛,少腹痛引喉嗌,大便难,痔篡痛,腰背相引痔痛,腋下肿,脚腨酸重引少腹痛,脚急跟痛,脚筋急痛,腰痛如折,腰背痛恶寒,寒痹腰背均急腋肿大便闭五痔,腨酸,脚跟痛引少腹
承山	小腿后面正中"人"字形凹陷处	痔漏疼痛,脑如裂,脚跟急痛,足挛引少腹痛,喉咽痛……小腹痛,脚痛酸,脚筋急,腰背痛脚腨酸重战栗不能久立,腨如裂,脚急肺痛,足挛少腹痛引喉咽,大便难腹痛,腰痛筋急,疝气酸痛……腰背痛,膝肿胫酸跟痛……
飞扬	昆仑穴直上7寸,承山穴外下方。	腰背痛。篡痛,腰痛颈项痛,癫狂疾,体痛,历节汗出,腰痛如折,头眩痛,腨中痛,温疟头眩痛,痓反折,篡间伤痛实则腰背痛
跗阳	昆仑穴直上3寸	颈痛,枢股腨外廉痛,腨外廉骨痛,痿软风头重痛,腰痛不能久立……头重颈痛
昆仑	外踝高点与跟腱间凹陷处	痉背强项眩痛脚如结,腨如裂,腰痛不能俛仰,目如脱,项如拔,厥心痛,肾心痛,邪在肾,则病首痛阴痹……腹泄腰痛,小便难,肩背颈项强痛,腰尻腹痛,腨跟肿,上齿痛
仆参	昆仑穴直下赤白肉际处	腰痛不可举,恍惚尸厥头痛,足跟中踝后痛,不得履地
申脉	外踝下凹陷处	上牙痛,腰痛不能举起,赤痛从内眦始,目反上视,足胻寒不能久立坐,若在舟车中,急痛针入三分,腰脚痛……妇人血气痛
金门	申脉与京骨穴连线中央	牙齿疼痛,暴疝痛,外踝痛,白虎历节风,牙齿痛,头风头痛

穴名	位置	所主痛症
京骨	第五跖骨粗隆下,赤白肉际	头痛…头项肿痛…目赤眥烂,无所见,痛从内眦始……眩心痛……厥心痛,肾心痛,腰髀枢痛,善摇头,赤痛从内眦始,头痛寒热,汗出不恶寒,背恶寒痛背强,难以俯仰,头痛如破,腰痛不可屈伸,身后侧满……足胻髀枢痛……心痛目眩
束骨	第五跖骨小头后缘赤白肉际	暴病头痛身热痛,髀枢痛,寒热腰痛如折,身痛狂善行癫疾,头颔项痛
足通骨	第五跖骨关节前缘赤白肉际	身疼痛,头痛寒热,汗出不恶寒……头眩项痛,善惊引鼽衄,颈项痛
至阴	足小趾外侧趾甲角旁约0.1寸	项痛,风寒从小指起,脉痹胸胁痛无常处,腰胁相引互痛……项痛目翳,巨痛生翳,胸胁痛……遍身痒痛

足少阴肾经

穴名	位置	所主痛症
涌泉	于足底前1/3处,足趾跖屈时呈凹陷	心痛不嗜食……颈痛胸胁满……腰痛大便难,轻筋足胫寒痛……五趾尽痛足不践地……小肠气结脐痛。咽中痛不可食。五指端尽痛。疝气痛,血淋气痛。邪在骨,则病骨痛阴痹……腹胀腰痛大便难,肩背颈项强痛,阴痛引篡中不得溺……四肢不收,实则身疼痛……暴痛引髌下节……膝痛不可屈伸……喘呼少腹痛引噫,足厥痛。风入腹中侠脐急胸痛,肩臂头痛时眩,咽中痛不可内食。头项痛眼眩……丈夫癫疝阴跳痛。股后廉痛……小腹急痛……癫痫侠脐痛……身项痛而寒且酸。冲头痛
然谷	足舟骨粗隆下缘凹陷中	洞泄心痛如锥刺。厥心痛与背相引善瘈如从后角击其心伛偻者肾心痛也……卒疝少腹痛左取右,右取左玄已……目中赤痛偏枯不能得行……热病烦心,嗌中痛……心痛如锥刺。消瘅……嗌中肿痛。脐痛不能食,疟多汗腰痛不可俛仰,脾心痛,五指尽痛
太溪	内踝高点与跟腱之间凹陷中	心痛如锥刺其心……不嗜食腹胁痛……小腹热而偏痛,脾心痛,脾中相引痛,胸满痛,腹胁痛连背。牙痛红肿……腰背痛,大便难。治久疟颏逆心痛,手足寒至节。嗌中痛……胞中有大疝瘕积与阴相引如痛若况泄上下出渥胸中满痛

穴名	位置	所主痛症
大钟	太溪穴下 0.5 寸稍后,跟腱内缘	腰背痛……虚则腰痛补之。腰脊强痛嗜卧口中热,虚则腰痛……咽中痛不可内食。治实则小便淋沥,洒洒腰脊强痛。大便秘。洞洞腰背强痛。足跟肿痛……女子月事不来,来即心下痛闷,腹痛阴挺淋沥。若躁骨痛,宜单针出血
水泉	太溪穴直下 1 寸	心下闷痛……阴挺小便淋沥腹中痛。治月事不来,来即多,心下闷痛,目䀮䀮不能远视
照海	内踝下缘凹陷中	小腹痛……小腹偏痛。主热痛烦心……目痛引脊少腹偏痛……卒疝少腹痛左取右,右取左立已……目中赤痛偏枯不能得行。目痛引眦,卒疝,久疟卒疝少腹痛
复溜	太溪穴上上 2 寸	腰脊中分痛不得俯仰……脚后廉急不可前却,足跗上痛……背引腰痛。主小腹痛,腹痛如痓状,当肠鸣切痛,心痛如悬,腹厥痛,腰背内引痛,骨髓冷痛,涎出鼻痛。气滞腰痛。切痛引心。腹痛如痓状……嗌干及瘿疾。腹膜切痛引心……痔泄后重腹痛如淋状。肠澼腰痛
交信	复溜穴前约 0.5 寸	股枢内痛……小腹偏痛。气癃癫疝阴急,股引𦜕内廉骨痛。阴急股引𦜕内廉骨痛。月经不调小腹痛。髀枢中痛不可举
筑宾	太溪穴上 5 寸,在太溪与阴谷的连线上	小儿胎疝痛不得乳……足腨痛大疝绝子。腹痛呕吐涎沫
阴谷	屈膝,腘窝内侧,半腱肌腱与半膜肌腱间	股内廉痛。膝痛不得屈伸……舌纵涎下少腹急的水、急引阴痛,小腹疝急引阴,阴谷内廉痛,为痿为痹,脐腹痛。溺难
横骨	脐下 5 寸前正中线旁开 0.5 寸	腹胀小便难阴气纵伸痛。五淋小腹不通,阴器下纵引痛小腹满,目眦赤腰……气满腰痛不能立。阳下疯卵中痛。阴器下纵引痛……目赤痛从内眦始
大赫	脐下 4 寸,前正中线旁开 0.5 寸	小腹急胀疼痛……茎中痛。茎中痛,目赤痛从内眦始。失精阴缩茎痛
气穴	脐下 3 寸,前正中线旁开 0.5 寸	月水不通奔泄气上下引腰脊痛。贲气上下引腰脊痛。目赤痛从内眦始。两胁疼痛

穴名	位置	所主痛症
四满	脐下 2 寸,前正中线旁开 0.5 寸	脐下切痛……妇人血崩月病,恶血疞痛,及小便不禁,气攻两胁疼痛。目内眦赤痛。……肠澼泄切痛。振寒大腹石水肾痛
肓俞	脐旁 0.5 寸	大便干腹中切痛。腰痛寒疝。目眦痛从内眦始。心大坚大肠寒中
商曲	脐上 2 寸,前正中线旁开 0.5 寸	腹中积聚,肘切痛,肠中痛不嗜食目赤痛从内眦始。不嗜食大便或泄或闭时时切痛
石关	脐上 3 寸,前正中线旁开 0.5 寸	妇人子脏中有恶血内逆满痛。背强腹痛……目赤痛,积气疼痛。腹痛大便难,腹痛不可忍。妇人无子,藏有恶血,疗脊强不升多唾。腹痛气淋
阴都	脐上 4 寸,前正中线旁开 0.5 寸	胁下热痛,目赤痛从内眦始。妇人无子脏有恶血有腹绞痛
腹通谷	脐上 5 寸,前正中线旁开 0.5 寸	头痛寒热汗不出,目赤痛不明心气攻注,两胁疼痛。目赤痛从内眦始
幽门	脐上 6 寸,前正中线旁开 0.5 寸	胸胁支满痛引膺不得息。心中引痛。女子心痛……积聚疼痛烦闷健忘小腹胀满。目赤痛从内眦始
步廊	第五肋间隙,前正中线旁开 0.5 寸	痛引胸。胸胁满痛
神封	第四肋间隙,前正中线旁开 0.5 寸	胸胁满痛
灵墟	第三肋间隙,前正中线旁开 0.5 寸	胸胁支满痛引膺不得息。胸膈满痛
俞府	锁骨下缘前正中线旁开 2 寸	胸中痛久喘,灸壮效。呕吐不食中痛
天池	第四肋间隙,乳头外侧 1 寸	热病汗不出头痛……臂痛。头痛四肢不举,臂腋肿痛。寒热胸满颈痛。胸膈烦闷,胁肋疼痛
天泉	上臂掌侧腋前皱襞上端水平线	心痛,胸胁支满,颈逆膺连背胛及臂内廉痛。足不收,痛不可以行,心痛肺胀
曲泽	肘横纹中肱二头肌腱尺侧	心痛……掣痛手不可伸……善摇头颜清。心痛善惊。心痛善咳逆心痛善惊身热。九种心痛
郄门	腕横纹上 5 寸,掌长肌腱与桡侧腕屈肌腱之间	心痛呕哕,心胸疼痛。治心痛衄血

穴名	位置	所主痛症
间使	腕横纹上3寸,掌长肌腱与桡侧腕屈肌腱之间	淋小便赤,尿道痛,臂中痛。肘内廉痛,手痛。卒心痛多惊九种心痛、腰痛。瘿疾互相引肘内廉痛,心熬熬然,胸痹引背时寒,心痛善悲。卒心痛
内关	腕横纹上2寸,掌长肌腱与桡侧腕屈肌腱之间	失志心痛……实则心暴痛泄之,脏腑胸胁一切疾痛。实则心暴痛,虚则心烦惕惕
大陵	腕横纹中央,掌长肌腱与桡侧腕屈肌腱之间	主心痛,心如悬,心痛不可忍,胸中痛,目痛如脱,头痛如破。舌本痛……头痛气短胸胁痛……肘臂挛胸……胸中疼痛……肚痛秘结。身热头痛。心痛善悲厥逆悬心如饥之状……目赤黄小便如血
劳宫	第二、三掌骨之间握拳,中指尖下是穴	胁痛不可转侧。九种心痛,口疮龈痛,气逆嗌不止,嗌中痛食不下。治中风善怒,悲笑不休,手痹、热病泪汗不出,怵惕。痰火胸痛,胃翻心痛
中冲	中指尖端的中央	心痛短气,头痛如破,身痛身热如火,心痛舌强,肘中痛

手少阳三焦经

穴名	位置	所主痛症
关冲	第四指尺侧指甲角旁约0.1寸	肘臂不能举……舌本痛口干。心痛臂表痛,不可及头。肘痛不能自带衣。头眩颔痛而黑。风肩背痛不可顾。头痛霍乱,胸中气噎不嗜食。心痛身热如火
液门	握拳第四五指之间,指掌关节前凹陷中	目眩头痛,齿龋痛、寒厥臂痛头痛如破,头痛发热无汗。手臂痛不能上下……耳痛鸣聋牙齿痛……暴聋头痛……目赤涩,疟疾寒热。痉项痛,手臂痛
中渚	握拳第四五掌骨小头后缘之间凹陷中,液门穴后1寸	肘臂连肩乳肿疼痛。臂指痛不得屈伸,头痛目眩……腰痛背痛肩背痛……头眩颔额颅痛、狂互引头痛耳鸣目痹……耳聋两颞颥痛。久疟咽肿。手五指不得屈伸。背间心后痛
阳池	腕背横纹中,指总伸肌腱尺侧缘凹陷中	因折伤手腕,提物不得,肩臂痛不举。腕痛无力不能上举至头,治寒热疟
外关	腕背横纹上2寸桡骨与尺骨之间	治臂不得屈伸,手五指尽痛不能握物。肘中濯濯,臂内廉痛,不可及头。肚痛秘结。肘臂胁肋手指关节痛……瘰疬肿痛不消。四肢筋骨痛。十指尽痛不能握

穴名	位置	所主痛症
支沟	腕背横纹上3寸,桡骨与尺骨之间	心痛如锥刺,胁肋急痛。上焦胁肋疼痛,胸膈闭闷……肩臂酸痛。卒心痛……四肢不举……肚痛秘结。马刀肿瘘目痛、肩不举,心痛稽满
会宗	支沟穴尺侧约1寸	肌肤痛,五痫肌肤痛。耳聋
四渎	尺骨鹰嘴下5寸,桡骨与尺骨之间	龋痛肿,下牙龈痛。臂膊疼痛。卒气聋齿痛,齿痛
天井	屈肘,尺骨鹰嘴上1寸许凹陷中	咳嗽上气胸痛不得语……头颈肩背痛耳聋目锐眦痛颊肿,肘臂痛不得提物……风痹肘痛……治心胸痛。肘臂引肩不可屈伸……胸痹心痛肩内廉疟食时发心痛。嗜卧扑伤,腰髋痛,振寒颈项痛……疟时发心痛
清冷渊	屈肘,天井上1寸	头痛振寒……头痛目黄胁痛。肩臂痹痛,不得上下。头痛振寒肩不举不得带衣
消泺	在尺骨鹰嘴与肩髎穴连线上,清冷渊穴上3寸	项痛肩背急,寒热痹头痛。风痹颈项强急肿痛。臂外廉肿痛……治牙痛灸此穴
臑会	肩髎穴下3寸,当三角肌的后缘	肘臂气肿酸痛无力不能举项,腋急痛。……肩痛不可举臂……肩肿引胛中痛。肩正骨肿痛,臂膊不仁……臂酸重腋急痛肘难屈伸。治项瘿气瘤
肩髎	肩峰后下方,上臂外展,当肩髃穴后寸许的凹陷中	肩重不举,臂痛。肩臂酸痛缺盆痛
天髎	肩胛骨上角,曲垣穴上1寸	肩肘中痛引项寒热缺盆痛……心痛身热如火。肩肘引痛,颈筋强急。汗不出胸中烦满
天牖	乳突后下方,胸锁乳突肌后缘,约平下颌角处	肩背痛……头颔痛。肩膊及两胛痛,项筋强不得回顾。目中痛
翳风	乳突前下方,平耳垂后下级的凹陷中	耳痛颊肿牙车痛、下牙齿痛,牙车急痛……耳红肿痛,耳鸣耳痛,耳痛鸣聋……口噤不开,吃不能言
颅息	耳后,当翳风穴与角孙穴沿耳轮连线的上1/3与下2/3交界	治身热头重……胁痛不得转侧、身热头重胁痛风聋耳痛寒,耳鸣聋胸胁相引不得俛仰……
角孙	耳尖处的发际	颈肿颈痛不可顾……龋痛肿
耳门	耳屏上切迹前,下颌骨髁状突后缘凹陷中	耳聋鸣、头颔痛。耳痛、齿龋痛。牙痛,耳鸣腰痛。上龋齿痛

穴名	位置	所主痛症
和髎	鬓发后缘平耳廓根前,当颞浅动脉后	头重痛,风头痛,头痛耳鸣,痛痛,头重颈痛,引耳中,治牙车引急头重痛
丝竹空	眉梢处的凹陷中	治目眩头痛,目赤视物䀮䀮。眩头痛。目内红痛。偏正头痛牙疼……不可灸不幸使人目小得盲眩头痛互引目中……

足少阳胆经

穴名	位置	所主痛症
瞳子髎	目外眦旁 0.5 寸,眶骨外缘凹陷中	内眦赤痛痒,头痛,目外赤痛。赤痛泪出,多眵䁾,内眦痒,头痛喉闭。眉棱骨痛如破,目痛如裂
听会	耳屏间切迹前,下颌骨髁状突后缘	齿痛……牙车急痛……齿痛腮肿。齿痛恶寒物。牙车脱臼齿痛……头痛耳中颠飕风齿龋痛
上关	下关穴直上,当颧弓的上缘	唇吻强上齿龈痛……牙痛聋……寒热颈外骨痛,耳痛,风牙痛,口噤嚼物鸣痛……胫引骨痛。偏头风痛……耳痛鸣聋……上齿龋痛
颔厌	头维穴至曲鬓穴弧形线上 1/4 与下 3/4 交界处	治头风眩,目无所见,偏头痛引目外眦急,耳鸣多嚏,颈项痛。头痛耳热。头风颈痛……两耳珠痛,头风,两太阳痛。惊痫手捲手腕痛。历节汗出
悬颅	头维穴至曲鬓穴弧形线中点	热病头痛引目外眦而急,烦满汗不出,引颔齿面赤皮痛,身热齿痛,面肤赤痛,偏头痛
悬厘	头维穴至曲鬓穴连线下 1/4 与上 3/4 交界处	治热病汗不出,头偏痛,烦心不欲食。目锐眦赤痛。面皮赤痛。热病偏头痛。耳鸣善嚏
曲鬓	耳前鬓发后缘直上,平角孙穴	颈颔支满引牙齿口角不开急痛不能言。颈项强不得顾,引牙齿痛,脑逆故头痛齿赤痛。头角痛。两角痛如巅风引目眇。颔颊肿痛……脑两侧角引目眇
率谷	耳尖直上入发际 1.5 寸	风发脑两角强痛。醉酒风热,发两角眩痛……两目眩痛……脑角眩痛。痰气膈痛,脑两角强痛头重
天冲	耳根后缘直上,入发际 2 寸	头痛癫疾泪下呕吐互引善惊。偏正头痛。牙龈肿,善惊恐
浮白	耳根上缘向后入发际横量 1 寸	齿牙龋痛。牙齿疼痛。喉痹齿痛……胸痛。眼目四肘寒痛,头风痛。胸满胸痛
头窍阴	浮白穴直下,乳突根部	痈疽发背项痛引颈痛肿。颔痛引耳,项痛引头目痛……胁痛口苦。舌强胁痛。头痛如锥刀刺不可以动。立颔痛引耳……头痛及四肢转筋痈疽头痛

国医大师
贺普仁
针灸心法丛书

《针灸治痛》

穴名	位置	所主痛症
完骨	乳突后下方凹陷中	治头痛烦心癫疾……颈项痛不得回顾。风头耳痛,齿牙龋痛……头项摇瘰痛。项疼颊肿。足痛不收失履
本神	神庭穴旁3寸,当神庭穴与头维穴连线内2/3与外1/3连接点处	头目眩痛颈项强急,胸胁相引不得倾侧……痛癫疾……头痛
阳白	目正视,瞳孔直上眉上1寸	治头目痛。头目瞳子痛,不可以视。风寒头痛。目痛目眵。头痛目昏多眵
头临泣	阳白穴直上,入发际0.5寸	胸痹心痛不得息,痛无常,髀中痛不得行,足外皮痛。枕骨合颅痛。胁下痛。……大风目外眦痛。两目眉头痛,身热痹,缺盆中痛
目窗	头临泣穴后1寸	治头面浮肿,痛引目外眦赤痛,头痛。……上齿龋痛一切目疾……暴赤肿痛……头痛头旋
正营	目窗穴后1寸	头痛目眩齿龋痛。齿痛吻急。上齿龋痛。头项偏痛
承灵	正营穴后1.5寸	脑风头痛恶风寒
风池	胸锁乳突肌与斜方肌之间凹陷中,平风府穴处	头眩痛疟痃颈项痛不得顾……偏正头痛。目痛不能视,目痛视如见星,目眩若头痛,内眦赤痛痒,颈项痛不得顾,胸痛苦头痛……腰背俱痛。风寒伤上,邪从外入,令人振寒头痛,身疼恶寒……背脊强痛……泪出久气多眦背赤痛
肩井	大椎穴与肩峰连线的中点	治五劳七伤颈项不得,背髀闷,两手不得向头或因扑伤腰髋疼,肩背髀痛。头项痛,肩背痛手臂不能举,两肩畏冷……脚气酸痛
日月	乳头下方第七肋间隙	胁肋满痛
京门	第十二肋端	痉脊反折腰痛不可久立、俯仰,寒热、腹膜央央热,不得息,溢饮水道不通,溺黄。少腹里急痛,洞泄髀痛引背。耳聋腰痛失精,髎枢引痛……洞泄体痛,肩胛内廉痛,腰痛不能立,腰痛不得俯仰……腰痛脊急。水道不利,少腹急痛,寒热膜胀,肩背腰髀引痛。小肠痛……体痛引首
带脉	第十一肋端直下平脐处	妇人少腹坚痛,月水不通……两胁气引背痛
五枢	侧腹,髂前上棘前0.5寸,约平脐3寸处	男子阴疝两丸上下入腹痛。小腹痛。寒疝卵上入小腹痛。气攻两胁,腰腿痛……肩背痛

穴名	位置	所主痛症
维道	五枢穴前下0.5寸	腰腿一切痛
居髎	髂前上棘与股骨大转子高点连线的中点	腰痛引少腹,在腋前两筋间,立肩前痛,与胸相引,臂里挛急,手不得上举至肩。……腿风湿痛。腰引小腹痛
环跳	股骨大转子高点与骶管裂孔连线的外1/3与内2/3交界处	腰胯痛不得转侧,胸胁痛无常处,腰胁相引急痛,髀枢中痛不可举,胫痛不可伸屈……腰胯痛不得转侧。脚膝寒……腿风湿痛……腿胯连腨痛。腰胯股膝筋挛疼痛
风市	大腿外侧正中,腘横纹水平线上7寸	腿中风湿疼痛无力。胫淋膝痛,两膝挛痛,腿膝酸痛,腨肠痛冷不仁
中渎	风市穴下2寸	治寒气入于分肉之间,痛攻上下,筋痹不仁。腿叉风痛连腰胯
膝阳关	阳陵泉穴上3寸,股骨外上髁上方的凹陷中	膝外廉痛不可屈伸,胫痹不仁。股膝冷痛不可屈伸,风痹不仁
阳陵泉	腓骨小头前下方凹陷中	头痛寒热口苦。髀痹引膝,股外廉痛。胁肋痛……膝间疼痛,脚疼膝肿……脚气酸痛。膝上肿痛不得动,霍乱转筋……膑痹引膝股内廉痛……
阳交	外踝高点上7寸,腓骨后缘	膝痛足不仁。胸满伴膝痛
光明	外踝高点上5寸,腓骨前缘	实则厥胫热肘痛。热病汗出卒狂,虚则痿痹,坐不能起,实则足胻热,膝痛,身体不仁。胫胻痛……足胻热,膝痛不能久立……眼痒痛
阳辅	外踝高点上4寸,腓骨前缘稍前处	……腰痛如小锤居其中,沸热肿不可以,欬则筋缩急,诸节痛上下无常处。膝酸痛,百节酸痛。胸胁痛,诸节尽痛无常处,腰痛不可顾。膝胻酸痛。心胁痛……目锐眦痛,缺盆肿痛……胸中胁肋髀膝……外至绝骨外踝前痛。筋挛诸节尽痛,痛无常处
悬钟	外踝高点上3寸,腓骨后缘	胫酸痛,按之不可,名曰胕髓病,筋挛足不收腹。膝胻痛,筋骨挛痛。颈项痛,手足不收腰膝痛……骨痛,膝胫连腰痛,冷痹胫膝痛,湿痹不肿,髀筋急,髀枢痛。腹胀胁肋痛,足趾疼痛

穴名	位置	所主痛症
丘墟	外踝前下方,趾长伸肌腱外侧凹陷中	胸胁满闷不得息……腋下痛……髀枢中痛……腰胁痛,脚酸转筋,胸胁痛善太息……髀枢脚痛。胸胁满痛牵引腰腿,少腹系肾痛,脚腕转筋痛。治小腹痛,治暴疝痛,脚急肿痛,胸痛如刺……腰胯痛
足临泣	在第四、五跖骨结合部前方,小趾伸肌腱外侧凹陷中	髋髀中痛……足外皮痛、肋腰腹膝外廉痛、心痛不得息,病无枕骨合颅痛……乳痈心痛,周痹痛无常处。季肋满痛。心痛缺盆中及腋下马刀疡,痹痛无常。大风目外眦痛身热痹……胁下痛胸痹
地五会	在第四、五跖骨之间当小趾伸肌腱内侧缘处	腋痛……眼痒眼痛。眼目赤痛
侠溪	足背第四、五趾间缝纹端	……胸中痛不可转侧,痛无常处,目系急,目下肿,眦痛,逆寒泣出,目痒,颌痛引耳……足痛……妇人小腹坚痛……头眩两颊痛。膝外廉痛……两颔角痛。胸中痛不可转侧。胁肋疼痛。小腹坚痛,月水不通。耳聋痛
足窍阴	第四趾外侧趾甲角旁约0.1寸	胁痛……头痛喉痹……痈疽发背项,痛引颈痛肿。咳逆、项痛、头目痛、小眦痛、耳聋胁痛。治胁痛欬逆不得息……头痛心烦
大敦	蹈趾外侧趾甲角旁约0.1寸	治卒疝,小便数遗溺,阴头中痛,心痛汗出,阴上入腹,阴偏大,腹脐中痛,悒悒不休,病左取右,右取左,腹胀肿满少腹痛,卒心痛……阴痛引小腹……小肠气痛……一切冷气连脐胀结痛,小便难而痛,出血立已
行间	足背第一二趾间缝纹端	腰痛不可俛仰,腹中胀心痛,心胸痛腹胁胀……胸背心腹胀痛……小腹胀心痛……茎中痛,色苍苍然,膝肿腰痛,身热厥痛,心痛色苍苍如死状,终日不得太息,肝心痛也……阴寒腹痛上支心,心下满,癃,茎中痛……胸胁痛,茎中痛,厥心痛,溺难痛白浊……腹痛上抱心,癫疾短气呕血,癃闭,尿难痛,胸背腹痛而热,淫白尿难痛

穴名	位置	所主痛症
太冲	足背第一、二趾骨结合部之前凹陷中	治腰引少腹痛,小便不利,状如淋癃疝少腹溏肿泄遗溺,阴痛面目苍色,胸胁支满……肘肿内踝前痛,腋下肿,不得尿阴上痛,治阴痛,癃遗尿阴痛,目眦痛,膝痛,内踝前痛溏泺……少腹痛……肝心痛,腰痛不能举,下眦痛,目急痛,唇肿吻伤痛,环脐痛,阴骞而不缩,坚痛不得卧,厥心痛,色苍苍如死状,终日不能急,腰痛少腹满,心痛脉弦,足寒肝、心、脾、小肠气痛,喉痹痛嗌干,唇肿吻伤痛,肝胀心痛,肝疟令人腰痛……足寒或小便难阴痛……胻酸踝痛……寒湿脚气痛,行步挛难……肩背痛难忍……脚痛膝肿咽痛
中封	内踝前1寸,胫骨前肌腱内缘	食快快结脐痛,足逆冷不嗜食,身体不仁,寒疝引腰中痛,小便肿痛……阴缩入腹相引痛。疝癃脐少腹引腰痛……胻内廉内踝前痛……心痛脉弦,癫疝,阴暴痛……目肿痛,身黄时有微热……膝内内踝前痛,筋挛阴缩相引痛,主小腹痛。癃暴痛痿厥寒疝引腰中痛,尿难痛
蠡沟	内踝高点上5寸,胫骨内侧面的中央	治卒疝,少腹肿时少腹暴痛……腹中痛悒悒不乐,少腹暴痛小便不利……女子赤白淫下时多时少,暴腹痛刺……腰痛不可顾,阴痹腰痛……阴暴痛……疝痛……暴痛如癃闭……气逆则睾丸卒痛,少腹满痛……阴跳腰腹痛,实则挺长寒热挛暴痛
中都	内踝高点上7寸,胫骨内侧面的中央	治肠澼,瘭疝少腹痛,癫疝崩中腹上下痛,足下热,胻寒痹痛不能行立,内廉红肿
膝关	阳陵泉穴后1寸	治风痹,膝内痛引膑不可屈伸,喉咽中痛,寒湿走注,白虎历节痛不能举动
曲泉	屈膝,当膝内侧横纹头上方凹陷中	丈夫癃疝阴胀痛,小便难,腹胁支满,癃闭少气泄利,四肢不举,实即身热目眩痛,膝痛筋挛不可屈伸,发狂、衄血喘呼少腹痛引喉咽……治风劳失精,身体极痛泄水,下利脓血,阴肿箭痛,痿疝阴腹痛,膝胫冷痛,女子阴挺少腹痛,男子失精膝胫冷痛……少腹肿阴挺痛……癫疝阴痛引脐中不得尿……实则身热头暴痛……少腹痛引咽喉痛泄下血,阴腹痛,房劳失精,阴茎痛,实则身眩痛,汗不出目眦眦膝关痛,膝痛筋挛不可屈伸,泄水下利脓血阴肿节痛头眩痛

穴名	位置	所主痛症
阴包	股骨内上踝上4寸,缝匠肌后缘	治腰尻引中腹痛,主小腹痛,腰痛大便难
急脉	耻骨联合下旁开2.5寸	疝小腹痛
章门	第十一肋端	治肋痛不得卧,烦热口干不嗜食,胸胁支满喘息,心痛腰不能转侧,胸胁痛,奔豚积聚坚满胀痛,癖块胀痛,腹中鸣盈盈热谷不化,胁痛不得卧,烦热口干燥不嗜食,胸胁支满喘息而冲膈呕心痛,气逆攻刺,胁痛肢懈,溺泻白淫,腰背冷疼,两颌痛,身黄疼痛羸瘦
期门	乳头直下,第二肋间隙	心中切痛,善噫,上气咳,胸背彻痛,伤寒胁硬痛,心痛气短喜障酸……胸胁满,心切痛牵背痛,瘛,遗,溺,鼠蹊痛,小便难而白,两胁疼痛

任 脉

穴名	位置	所主痛症
会阴	男子为阴囊根部与肛门中间,女子为大阴唇联合与肛门的中间	治小便难,窍中热,皮疼痛……阴中诸病,前后相引痛,不得大小便,阴头痛,阴门肿痛……实则腹皮痛……痛经不通。肝风……眼反口噤,腹中切痛……虚则瘙痒
曲骨	耻骨联合中点上缘	癥疝少腹痛,阴中干痛,恶合阴阳……妇人赤白淫,阴中干痛,小腹急痛阴缩
中极	前正中线脐下4寸	子门肿痛不端……阴痛,中央腹热痛……少腹苦寒阴痒及痛……心烦痛,饥不能食,善寒中腹胀,引胁而痛,少腹与脊相控暴痛时窘之后……积聚疼痛……腰痛小便不利转胞,淋小便赤尿道痛……及主恍惚尸厥,烦痛……暴心绞痛
关元	前正中线脐下3寸	治脐下疼痛,小便赤涩,不觉遗沥小便处痛,状如散火溺血,暴疝痛。背脐痛,卒疝,小腹痛,当脐痛肠胃间游气切痛,口苦心腹痛而后满。风眩头痛,头痛筋挛骨重少气……身热头痛,脐下绞痛流入阴中,石水痛……因产恶露不止断借产道及胁下胀及小腹热而偏痛……及贲豚气入小腹,身热头痛进退往来……痞癖气痛……冷刺绞痛……妇人产后气血痛

穴名	位置	所主痛症
石门	前正中线脐下 2 寸	小腹绞痛……心腹痛坚硬,脐疝绕脐痛……心腹痛中卒痛而汗出……贲肠上绕腹痛……茎肿先引腰后引少腹腰髋,少腹坚痛下引阴中不得小便两丸蹇……少腹痛泄泻不止……卒疝疼痛,汗出子脏有恶血,内逆满痛。气痛癥绕脐疼痛,腹中切痛,腹满瘕聚泄下痛,因产恶露不止,绕脐痛
气海	前正中线脐下 1.5 寸	厥气上攻两胁心下痛奄奄欲绝,此名奔豚,……小腹气痛,伤寒腹痛……下热小便赤短痛状如刀搅。闪著腰痛
阴交	前正中线脐下 1 寸	治脐下疼痛。寒疝少腹痛……绕脐冷痛,气痛如刀搅,腰膜坚痛,下引阴中不得小便,两蹇疝痛……恶露不止,妇人崩带,冲脉生病从少腹冲心而痛不得小便,疝痛……七疝小腹痛……小肠气撮痛连脐急……腹内风寒走痛胀疼。髀枢中痛不可举,下引阴中血块腹痛,奔豚上腹膜坚痛引阴
神厥	脐之正中	腹大绕脐痛,小腹疝气痛,脐疝绕脐痛
水分	前正中线脐上 1 寸	绕脐痛冲胸不得息……里急腹中拘急痛……肠坚腹胃胀不调坚硬……小腹拘急痛,脐坚如鼓……水肿绕脐痛
下脘	前正中线脐上 2 寸	脐上厥气坚痛腹胀满寒谷不化,胃脘痛,羸瘦腹痛
建里	前正中线脐上 3 寸	心痛上抢心,不能食,支痛引膈,肠中痛……心痛身肿,腹胀身肿心痛上气,上气肠中空
中脘	前正中线脐上 4 寸	心痛温疟伤寒,中恶脾痛……温疟先腹痛,腹痛腹胀……心痛伏梁,心脾烦疼热疼痛……心下脾满饮食不进……气结疼痛雷鸣……霍乱腹痛……九种心痛,胁下坚痛,心痛有寒
上脘	前正中线脐上 5 寸	心痛不可忍,心痛有法,心痛不可按……风痫热痛,心痛积块呕吐……九种心痛……溢饮胁下坚痛……积聚腹中暴胀满心痛……心腹痛发作肿聚往来上下行痛有休止,腹中热善渴出是蚘咬也,腹疠刺痛……腹痛,卒心痛

穴名	位置	所主痛症
巨阙	前正中线脐上6寸	胸中痰饮,腹胀暴痛,恍惚不知人息贲时唾血,蛕虫心痛,腹胀痛少气……卒心痛,九种心痛,腹痛息奔,心痛不可按……胸胁支满……瘕疝引少腹痛……冷痛,痛引少腹蛕痛……上气胸满牵背彻痛……霍乱心痛先吐……膈痛蓄饮难禁。心闷痛上气,心痛有数种,冷痛、蛔虫心痛,蛊毒霍乱不识人,心痛不可忍,心痛暴受风。腹中满暴痛汗出,头痛身寒热痛,胸满暴痛,癀疝引脐腹痛
鸠尾	前正中线平第五肋间,相当膻中穴下1.6寸	厥心痛,心痛冷气上,腹胀,腹皮痛瘙痒,热病偏头痛,引目外眦。胸中痛不得卧心痛不可按
膻中	前正中线平第四肋间(两乳之间)	主心痛,胸痹心痛,噎膈胸痛。心胸痛,风痛
玉堂	前正中线膻中穴上1.6寸平第三肋间	胸膺骨痛……两乳肿痛,胸中满不得卧胁痛胃痛,胸膺满痛,胁痛
紫宫	前正中线平第二肋间	治胸肋支满,痹痛骨痛,胸痛胃痛,胸胁支满膺痛、胸膺骨痛,饮食不下呕逆上下烦心
华盖	前正中线胸骨柄与胸骨体结合处	治胸胁支满,痛引胸中,欬逆上气喘不能言,胸满痹痛,胁肋疼痛
璇玑	前正中线,胸骨柄与胸骨体结合处	治胸支满痛,胸满痛,喉痹咽痛水浆不下,胸胁满痛,腹皮满痛
天突	胸骨上缘凹陷处	治心背相控而痛,颈肿肩痛胸满腹皮热蛐气哽心痛瘾疹,头痛面皮赤热……气短哽心痛,喉痛瘖不能言,肩背痛及漏颈痛
廉泉	喉结上方凹陷处	其欬上气,穷讪胸痛者,舌下肿痛
承浆	颏唇沟之中央凹陷处	头项强痛,牙痛
长强	尾骨尖直下0.5寸处	腰背痛,心痛短气,小肠气痛,腰尻骨痛,心痛,腰痛上寒,实则脊急强
腰俞	骶骨与尾骨连接处,在椎管裂孔中	治腰髋疼,腰背强不得自转,一切腰痛,背脊强痛,腰痛引少腹控眇不可俛仰,腰卒痛,腰痛不能久立,腰脊重痛
阳关	第四腰椎棘突下	膝痛不可屈伸风痹不仁,筋挛不利,带损腰胯痛

穴名	位置	所主痛症
命门	第二腰椎棘突下	治头痛不可忍……腰腹相引痛,头痛如破……里急腰腹相引痛,虑损腰痛,背强不能屈伸,身热如大汗不出……寒热痃症,老人肾虚腰痛
悬枢	第一腰椎棘突下	腹中尽痛,腰背强不得屈伸,膝中积气上下疼痛
脊中	第十一胸椎棘突下	脱肛每入厕则痛不可忍
筋缩	第九胸椎棘突下	心痛背强
至阳	第七胸椎棘突下	四肢重痛,少气难言,四肢重胸背引痛,腰背强痛,胫痛
灵台	第六胸椎棘突下	背痛项强
神道	第五胸椎棘突下	治寒热头痛,身热头痛,寒热头痛进退往来,背脊强痛,疟疾恍惚悲恐,肩背痛,身热头痛,头痛进退往来,背上冷痛
身柱	第三胸椎棘突下	头痛而汗不出,腰背强痛,腰背痛……脊痛,癫疾头痛
陶道	第一胸椎棘突下	头痛项如拔不可左右顾
大椎	第七颈椎棘突下	一切项背痛,肩肘急,历节酸痛,身痛寒热风气痛,颈项强痛或眩晕
哑门	后发际正中直上 0.5 寸	头痛风汗不出……风头痛,头痛项急不能顾……
风府	后发际正中直上 1 寸	治头痛,颈急不能回顾,目眩鼻衄,喉咽痛,少阳头痛,恶寒头痛,项急不能回顾,目痛不能视,咽喉痛,喉嗌痛,目眩晕
脑户	风府穴直上 1.5 寸	治目睛痛不能远视,面赤目黄头重,头重项痛,颈项强痛,面痛,头重肿痛,目痛不能视目赤痛不能远视
强间	脑户穴直上 1.5 寸	治胸旋目晕,头痛不可忍。头如针刺不可以动项如拔……头痛目赤,头痛如锥刺,头痛项强……头痛难挈
后顶	强间穴直上 1.5 寸	治目眩头偏痛,颅上痛,额颅上痛项恶风寒,头风目眩,如顶之痛刺之……头偏痛,颈项痛,风眩目眩颅上痛茫茫不明恶风寒眩偏头痛……项直颈痛

穴名	位置	所主痛症
百会	后发际正中直上7寸	治小儿脱肛久不差,风痫中风,角弓反张,或多哭言语不择,发即无时,盛时吐沫,心烦惊悸健忘,疟疾耳聋耳鸣,鼻塞不闻香臭,针入二分,得气即泻。可灸七壮至七十七壮即止,唐秦鸣鹤刺微出血,头痛立愈,凡灸头项不得七七壮,缘头项皮肤浅薄,灸不宜多,项上痛,耳痛,头目痛,头目眩痛,头风头痛,痉项上痛风头重目如脱不可左右顾
前项	百会穴前1.5寸	鼻多清涕,项肿痛,项上痛,头风热痛,风眩偏头痛,项肿痛
囟会	前发际正中直上2寸	上下带胸胁,痛无常处,头痛颜青者……头风痛……胀痛如破,久远头痛,头痛颜青,脑虚冷痛,头风肿痛项痛……头风疼痛
上星	前发际正中直上1寸	目睛痛不能远视,风眩引颔痛。目中痛不能视,头痛面赤肿。目睛痛不能远视,鼻塞头痛,目眩睛痛,内眦赤痛痒,风头引颔痛,头风头痛
神庭	前发际正中直上0.5寸	寒热头痛……头痛喘渴……眩晕头痛,头痛且不可视,头痛
水沟	人中沟的上1/3与中1/3交界处	寒热头痛,背强腰痛……背脊强痛……风痛……大杼骨酸痛,头痛目不可视,寒热头痛,腰背闪痛
兑端	上唇尖端,红唇与皮肤相接处	唇吻强齿龈痛,儿齿龋痛……齿龈痛……
龈交	上唇系带与齿龈连接处	治面赤心烦痛……内眦赤痒痛,目不明,齿床落痛,口不开头额中痛,鼻中有蚀疮,面赤颊中痛,心烦痛,颈项急……牙疳肿痛,目泪眵汁、内眦赤痒痛,额颊中痛,颊中痛,巅疾互引目痛不明……有沥酸齿尖落痛口不开……鼻头额颐中痛
太阳	瞳子髎上方,在眉梢与目外眦的中央,向后一拇指处	偏头痛,目赤肿痛
中空	命门下3寸,旁开3寸	腰痛
百劳	后发际下1寸,从正中线左右旁开各1寸处	妇人产后浑身痛,瘰疬,项肌痉挛或扭伤

穴名	位置	所主痛症
肘尖	屈肘,当尺骨鹰嘴突尖端	瘰疬
三角灸	以患者口角之间的长度为一边,作等边三角形,将顶角置于患者脐中心底边呈水平线	疝气少腹痛
阑尾穴	足三里穴下2寸,稍向外侧处	急慢性阑尾炎(肠痈)
下昆仑	足外踝高点下1寸,跟腱前缘凹陷中	冷痹,腰痛,偏风半身不遂脚重痛不得履地